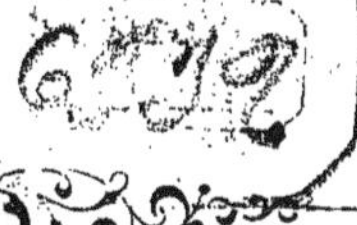

TRAITÉ PRATIQUE

SUR LES APPLICATIONS

DU PERCHLORURE DE FER

EN MÉDECINE,

Par M.-T. DELEAU,

Docteur en médecine de la Faculté de Montpellier, Médecin en chef
de la prison de la Roquette.

PARIS,

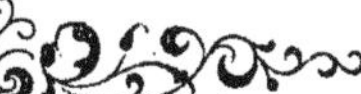
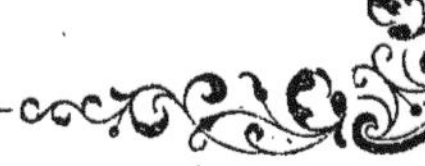

ADRIEN DELAHAYE, LIBRAIRE-ÉDITEUR,

PLACE DE L'ÉCOLE-DE-MÉDECINE, 23.

1860

TRAITÉ PRATIQUE

SUR LES APPLICATIONS

DU PERCHLORURE DE FER

EN MÉDECINE.

PARIS. — IMPRIMERIE DE L. MARTINET, RUE MIGNON, 2.

TRAITÉ PRATIQUE

SUR LES APPLICATIONS

DU PERCHLORURE DE FER

EN MÉDECINE,

Par M.-T. DELEAU,

Docteur en médecine de la Faculté de Montpellier, Médecin en chef
de la prison de la Roquette.

<hr>

PARIS,

ADRIEN DELAHAYE, LIBRAIRE-ÉDITEUR,

PLACE DE L'ÉCOLE-DE-MÉDECINE, 23.

1860

A MON PÈRE

ANCIEN COLONEL DE L'EMPIRE,

OFFICIER DE L'ORDRE DE LA LÉGION D'HONNEUR,

CHEVALIER DE SAINT-LOUIS.

M.-T. DELEAU.

PRÉFACE.

C'est une des principales conditions de l'utilité d'une publication littéraire ou scientifique, qu'elle paraisse en temps opportun.

L'opportunité de ce livre est dans le fait de la découverte de nouvelles propriétés et de nouvelles applications du perchlorure de fer; dans la vive préoccupation dont ce médicament est aujourd'hui l'objet à l'Académie impériale de médecine, et dans la faveur publique qui s'y attache chaque jour davantage.

En présence de ces symptômes et de ces manifestations, j'ai pensé que le moment était venu où il m'appartenait de parler comme historien et comme praticien ; et je me suis mis à l'œuvre.

INTRODUCTION.

Ce traité a pour but de faire ressortir tout à la fois, par la démonstration et le raisonnement de faits cliniques, l'importance du perchlorure de fer en médecine. Depuis cinq années, cet agent thérapeutique a été expérimenté par mes soins, sur des maladies de nature diverse. J'ai voulu prouver qu'il est propre surtout au traitement de celles qui détériorent l'intégrité des tissus vivants et altèrent l'harmonie des fonctions physiologiques de l'économie.

D'abord, afin de mettre le praticien en rapport direct avec les progrès successifs que j'ai pu obtenir, soit à la ville, soit à l'infirmerie de la prison de la Roquette, j'ai fait précéder mon travail d'une introduction générale, ensuite j'ai adopté une division qui, en me permettant de passer du connu à l'inconnu, m'a donné la facilité de développer, successivement et méthodiquement, l'action thérapeutique du perchlorure de fer, sur tous les systèmes organisés de la vie animale.

On m'accuse aussi avec raison d'utiliser le perchlorure de fer sur tous les systèmes organiques, affectés de maladies diverses. Je réponds à cette critique irréfléchie que j'imite en cela les expérimentateurs qui se sont occupés de faire connaître les propriétés curatives du mercure, du tartre stibié, du sulfate de quinine, de l'iode, du chloroforme, etc.

Mais le perchlorure de fer a reçu aujourd'hui de l'Académie impériale de médecine, le baptême scientifique, et son avenir est désormais assuré par le concours du corps médical même. Or, dans un article CHIRURGIE, savant, écrit par M. Velpeau dans *l'Encyclopédie*, ce professeur distingué déclare que, d'après des observations à lui personnelles, les travaux de M. Deleau, ont donné au perchlorure de fer, dans la science, un rang qu'il ne peut plus perdre, et que le savant professeur, M. Cruveilhier, encourage par des paroles flatteuses pour l'expérimentateur : « Vous devez être satisfait, » mon cher Deleau, d'avoir attaché votre nom aux » propriétés d'un médicament important sous plu- » sieurs rapports pour la pratique; vous cueillerez » sans conteste les fruits de votre persévérant » travail sur le perchlorure de fer. » Ces paroles obligeantes d'un maître aussi autorisé m'imposent le devoir de faire connaître les progrès de la médi- cation perchloro-ferrique dans l'infirmerie de la prison de la Roquette.

Pravaz cesse de vivre, il emporte dans la tombe ses angoisses scientifiques et laisse au monde mé- dical le soin de perfectionner sa découverte théra- peutique sur le perchlorure de fer. En souvenir de cette perte regrettable, un médecin de Lyon envoie à tous les praticiens de la France, l'éloge prononcé aux funérailles de l'habile expérimentateur. J'ap- prends alors à connaître, pour la première fois, l'action puissante du perchlorure de fer. Mon esprit, vivement impressionné, se livre à l'idée d'agrandir la sphère d'action de ce nouveau médicament, et de l'appliquer à un plus grand nombre de maladies à diathèse hémorrhagique.

Seul, livré à mes réflexions au milieu d'une infirmerie qui renferme quatre-vingts lits convenables aux besoins d'une population flottante de cinq à six cents détenus, population qui se renouvelle sans cesse avec ses misères, ses souffrances morales et physiques, je me suis trouvé dans une position exceptionnellement favorable pour remplir la tâche que l'humanité réclame de nos veilles, sans manquer aux devoirs d'une conscience honnête et philanthropique.

Mais pour arriver à ce but, j'ai été obligé de mettre en réquisition les savantes recherches de MM. Goubaux, Giraldès et Debout, sur l'action coagulante que le perchlorure de fer exerce sur le sang et sur les enveloppes veineuses et artérielles. Ce n'est que lorsque j'ai été bien convaincu de l'innocuité du médicament, que j'en ai fait avec confiance l'application pratique.

J'en ai appelé dès lors à l'habileté et à l'expérience d'un chimiste distingué, qui, d'après mes indications, confectionna avec une solution normale, concentrée et titrée à 30 degrés de *Pravaz*, un sirop, une pommade et une injection à double usage. Ces préparations furent mathématiquement dosées. Muni de ma pharmacie, que j'ai eu le soin de porter pendant dix-huit mois à la prison à la date de l'année 1855, j'ai attendu avec patience le moment favorable de l'utiliser.

L'épistaxis, l'hémoptysie, l'hématémèse, la rectorrhagie ont été victorieusement combattues par l'usage à l'intérieur du sirop et de lavements au perchlorure de fer. La pommade est venue seconder les deux premières préparations dans des cas d'hémorrhoïdes fluentes et non fluentes, sans qu'il soit survenu le moindre accident, soit inflammation sur les membranes muqueuses, soit métastase sur les parenchymes.

Encouragé par le succès de ces premières tentatives, je soumis avec confiance tous les malades en ville aux bienfaits de l'action hémostatique du perchlorure de fer, qui, jusqu'à moi, n'avait été utilisé extérieurement que dans les anévrysmes externes et les hémorrhagies traumatiques.

Dès ce moment, la médication perchloro-ferrique s'agrandissait tous les jours dans mon esprit ; elle commençait à s'accréditer auprès des malades qui en avaient éprouvé la salutaire influence dans les métrorrhagies, l'irrégularité des règles et dans les pertes abondantes, à la suite d'un avortement ou d'un accouchement à terme d'une trop longue durée.

Que de maladies cachées qu'une fausse pudeur aggrave, pour réclamer plus tard des soins longs et dispendieux, se dissiperaient facilement si la confiance était plus intime ! Car l'intérêt conservateur des malades vient souvent en aide au médecin pour le faire passer du connu à l'inconnu.

Combien de fois le perchlorure de fer appliqué seulement à la métrorrhagie a guéri la leucorrhée permanente ! Ce changement heureux, qui m'a été communiqué par des malades, a fixé mon attention et m'a fait chercher la cause probable de cette amélioration inattendue. Je l'avoue, c'est le hasard seul qui m'a révélé la propriété modificatrice du perchlorure de fer sur la surface muqueuse vaginale. Le sentier une fois frayé, je m'y suis engagé hardiment, et je me suis demandé si cette modification était exclusive aux muqueuses utérine et vaginale, ou bien si elle s'étendait à toutes les muqueuses en général et particulièrement à celle du canal de l'urèthre.

C'est ainsi que je fus amené sur le terrain de la blennorrhagie et, subsidiairement, sur celui de la syphilis. L'analogie aurait pu me conduire aux observations que le hasard me fit faire; car en réfléchissant à l'action heureuse que le perchlorure exerce sur les vieux ulcères, les plaies, je pouvais être amené à conclure que la même action se produirait sur les ulcérations, les granulations du col de l'utérus, et de là au catarrhe utérin et vaginal, il n'y avait qu'un pas, que l'esprit le moins investigateur eût à coup sûr et facilement franchi. L'expérience a parlé, elle a sanctionné, par l'observation de faits nombreux, la propriété modificatrice du perchlorure de fer sur les muqueuses, et cette modification s'est convertie en agent puissant antisyphilitique, dans la maladie vénérienne. Comment agit-elle dans cette maladie ? Je l'ignore encore.

En conséquence, les praticiens armés d'un médicament doué d'une diversité d'action infinie, astringent, sédatif, tonique, détersif, antiputride et neutralisant, peuvent avec confiance combattre avantageusement les bronchites chroniques, les catarrhes de la vessie, du vagin, de l'utérus, les diarrhées, les dysenteries hémorrhagiques et diphthéritiques, la chlorose, la dyspepsie pituiteuse, etc.

Aussi la médication perchloro-ferrique, mieux connue et mieux appréciée dans ses effets thérapeutiques, est-elle souvent employée aujourd'hui en désespoir de cause. Les uns l'utilisent dans le croup, dans les angines couenneuses, d'autres y ont recours pour combattre les symptômes de maladies variables, et quelques praticiens s'en servent avantageusement dans la blennorrhagie et dans les accidents primitifs et secondaires de la syphilis. Et si la découverte récente de MM. Corne et Demeaux est d'une utilité générale, par la modicité du prix et par la facilité de se procurer en tous lieux les deux agents consécutifs du désinfectant, il ne manque au perchlorure de fer que la parole imposante de M. le professeur *Velpeau* pour constater que le sel perchloro-ferrique agit à la manière des désinfectants sur les ulcères scrofuleux et variqueux, sur les plaies chroniques des vieillards et sur les maladies parasitaires de la peau.

Enfin, le perchlorure de fer a fait aussi sa campagne d'Italie, puisque M. le baron *Larrey*, médecin en chef de l'armée, a déclaré à l'Académie que le perchlorure de fer, entre les mains habiles de MM. Cambay et Salleron, est devenu dans les hôpitaux de Milan le spécifique de la pourriture d'hôpital.

Ma tâche aurait été inachevée si mes recherches cliniques ne s'étaient dirigées sur la maladie scrofuleuse et sur les maladies de la peau. Là j'ai trouvé dans le perchlorure un agent modificateur énergique du système ganglionnaire lymphatique, et de plus un médicament puissant dans la teigne, la mentagre, l'acné, le zona phlycténoïde, et en général dans toutes les affections syphilitiques et scrofuleuses de la peau.

Le perchlorure de fer est donc une panacée ou un remède universel ? Non, le perchlorure de fer est un puissant modificateur des solides et des liquides malades. Lorsque feu le docteur *Lugol* préconisait l'iode contre le goître, ce savant praticien ne croyait pas que les sels iodiques seraient universellement employés dans le plus grand nombre de nos affections morbides. Pourquoi le perchlorure de fer ne prendrait-il pas place en thérapeutique à côté de l'iode, du chlore, du mercure, du nitrate d'argent, etc., considérés comme les plus puissants modificateurs ? Je ne doute pas que tous les praticiens n'arrivent à lui assigner ce rang, surtout lorsqu'ils auront reconnu, comme moi, que le perchlorure de fer, sagement administré, a sur plusieurs de ces agents un avantage incontestable, c'est de n'être point toxique.

Et il ne sera pas hors de propos, pour la propagation de la médication perchloro-ferrique, de signaler un fait important. Il ne manque pas de gens qui, par esprit de dénigrement, par légèreté et par défaut d'expérience, sont fort disposés à attribuer à une illumination de mon esprit les résultats heureux que j'obtiens chaque jour de l'emploi du perchlorure de fer. Il n'est pas mal de montrer à ces critiques peu éclairés que des gens qui ont le droit d'être aussi difficiles qu'eux, se montrent cependant moins incrédules.

On n'a pas oublié, en effet, et c'est là ce que j'ai voulu d'abord signaler, que l'Académie impériale de médecine, par un acte de justice scientifique, en a appelé à elle-même d'un jugement trop rapidement rendu sur les dangers prétendus de la solution normale de perchlorure de fer. Cette décision seule justifierait déjà suffisamment l'importance que j'ai été conduit à donner à cette puissante médication. Les exemples sont rares, en effet, d'une médication qu'un corps savant juge assez important pour en faire le sujet d'un prix.

A cette occasion, j'ai été faussement calomnié par quelques médecins éminents, non en haine de ma personne qu'ils connaissent à peine, mais en jalousie peut-être du perchlorure de fer, dont l'avenir thérapeutique dérange certaine position scientifique et stimule la sagacité de tous les praticiens. La conscience médicale n'était nullement compromise, car tous les académiciens reconnaissent à l'usage les propriétés remarquables du perchlorure de fer; mais ils semblent s'indigner malheureusement, après l'avoir proscrit, contre l'expérimentateur modeste qui a eu l'opiniâtreté de lui donner dans son infirmerie une existence nouvelle. Je n'ai pu, depuis cinq années, obtenir une lecture à l'Académie, à laquelle, d'ailleurs, j'avais adressé un mémoire en 1856. Et pourtant il est de notoriété scientifique que, depuis cette époque, je suis le seul praticien qui aie écrit sur le perchlorure de fer; de sorte que mes nombreux articles, publiés avec des observations à l'appui, dans la *France médicale*, le *Moniteur* et la *Gazette des hôpitaux*, ont puissamment contribué à sortir de l'oubli cet agent thérapeutique, qui, sans mon esprit de persévérance, serait bien mort et bien enterré.

Je rappellerai dans cette circonstance une lettre d'un académicien distingué et estimé de tous.

Mon cher confrère,

J'ai lu avec un grand intérêt les articles que vous avez publiés dans la *France médicale*. Avez-vous eu l'occasion d'administrer le perchlorure de fer dans le *purpura hœmorrhagica*, à quel degré, à quelle dose, et de quelle façon ? Je vous serai bien reconnaissant de vouloir m'édifier à cet égard.

Mille remercîments d'avance,

BLACHE.

Paris, ce 3 août 1856.

Mais, les sciences et les arts n'acceptent définitivement une découverte que lorsque cette découverte est sanctionnée par l'expérience. Elle seule donne le droit d'asile aux productions de l'intelligence humaine. C'est aussi à l'analyse expérimentale que le médecin doit s'adresser toutes les fois qu'il veut se livrer à la recherche d'un agent nouveau en matière médicale. Et si, à chaque solennité, le temps, dans sa marche rapide, oublie souvent les noms des hommes favorisés de la fortune, il burine d'une manière inaltérable les noms des bienfaiteurs de l'humanité. La découverte de l'iode sera inséparable des noms de Coindet et Lugol ; le sulfate de quinine rappellera toujours à la mémoire les savants chimistes Pelletier, Robiquet et Caventou, et le perchlorure de fer fera souvent regretter la perte prématurée de Pravaz.

En effet, le perchlorure de fer mieux préparé, mais surtout mieux étudié dans ses déterminations physiologiques et thérapeutiques, est un médicament devenu précieux pour la pratique médicale.

Il est bon, dès lors, que le public soit saisi de ces questions de médecine générale. Il a bien le droit d'avoir son opinion ou tout au moins son avis, puisqu'il y va de sa santé et de sa vie. S'il n'a pas la science des savants, il n'en a pas non plus les préventions. Il a d'ailleurs cet avantage sur les docteurs, d'avoir toujours le bon sens de son côté. La science agrandit et élève l'esprit, mais souvent aussi elle l'égare et le fausse. Elle se passionne souvent pour les systèmes, la raison publique n'en admet pas.

L'usage de l'émétique fut proscrit par la Faculté de médecine de Paris, avant que d'être prescrit par elle. Un arrêt du Parlement donna alors gain de cause à l'ignorance des savants. Il semblait qu'il n'y avait plus rien à dire, eh bien ! l'opinion mit à néant la défense de la Faculté, et cassa l'arrêt du Parlement. D'où il faut conclure que le public est souvent un grand docteur, et qu'il sait plus et raisonne mieux que tous les tribunaux et tous les corps savants.

Et si l'Académie de médecine, plus jalouse de son autorité, avait le courage de briser fréquemment les chaînes que lui impose une coterie souvent systématique, elle rendrait de grands services à la science, en favorisant le travail des hommes doués de l'esprit de recherches scientifiques. Il est vrai que ces travailleurs infatigables acquièrent par le travail un certain caractère d'indépendance, mais ils savent se soumettre toujours avec respect au jugement impartial des maîtres dans l'art difficile de guérir.

En effet, je termine mon travail par un appendice qui reproduit sommairement la discussion importante qui a eu lieu à l'Académie impériale de médecine sur le mode d'action du perchlorure de fer dans l'économie.

TRAITÉ PRATIQUE

SUR LES APPLICATIONS

DU PERCHLORURE DE FER

EN MÉDECINE.

CHAPITRE PREMIER.

HISTORIQUE.

L'expérience est la boussole de la pratique.

La matière médicale est la partie scientifique la plus négligée en médecine. Les substances médicamenteuses ne manquent point en pharmacie, mais leur application thérapeutique faite en général avec indifférence, a été la source d'erreurs qui se sont popularisées dans la pratique. A part quelques médicaments spéciaux, la pharmacopée est un choix

1

de drogues dont la composition présente ordinairement le mélange suranné d'un médicament principal,
avec quelques adjuvants sans valeur, le tout enjo-
livé d'une substance aromatique capable de flatter
le goût et l'odorat du malade.

Ces réflexions pénibles se présentent naturellement à l'esprit au moment où je désire faire connaître les propriétés remarquables du perchlorure
de fer.

Depuis longtemps, les praticiens étaient à la recherche d'un agent chimique qui pût, d'une manière instantanée, déterminer la coagulation du
sang dans les vaisseaux artériels et veineux. Lorsque
Monteggia, au commencement de ce siècle, eut
l'heureuse idée de proposer les injections coagulantes d'alcool, d'acétate de plomb, de tannin,
employées soit sèches, soit unies à la méthode de
Brasdor ou à la compression indirecte, pour arrêter le cours du sang dans les anévrysmes externes,
cette idée vaguément exprimée, fut promptement oubliée en présence d'une opération toujours
grave par ses dangereux résultats. Mais cette
idée féconde devait survivre à son auteur, aussi

fut-elle reproduite en 1831 par le docteur *Villardabo*.

« Pourrait-on, dit-il, en suivant l'idée spécieuse
» de *Monteggia*, favoriser dans l'opération qui nous
» occupe, la solidification du sang, au milieu d'une
» tumeur anévrysmale, en y injectant, par la partie
» inférieure de l'artère, un liquide coagulant de
» l'albumine et de la fibrine, avant de pratiquer la
» ligature du vaisseau ? C'est à l'expérience aujour-
» d'hui cultivée avec tant d'ardeur à résoudre cette
» importante question. »

Après quelques années d'un silence le plus absolu, l'idée des injections coagulantes contre les
anévrysmes fut reprise par M. *Leroy* (*d'Étiolles*).
Ce praticien utilisa les injections d'alcool sur des
animaux dans le but de guérir les anévrysmes des
membres, en suspendant le cours du sang, dans des
portions d'artère, limitées entre deux compressions.
Découragé par l'insuccès, M. *Leroy* (*d'Étiolles*)
abandonna ses expériences.

Enfin, la question n'était guère plus avancée,
lorsque *Pravaz* annonça en 1853 le résultat de ses
recherches et donna une nouvelle vie à la pensée

première de *Monteggia*. Depuis longtemps ce praticien lyonnais s'occupait à trouver le moyen de coaguler le sang dans les anévrysmes ; lorsqu'il remarqua, dans ses recherches sur le perfectionnement de sa première méthode la galvanopuncture, l'action énergique coagulante du perchlorure de fer sur l'albumine. Son génie créateur pensa aussitôt à injecter directement le perchlorure de fer dans l'intérieur du sac anévrysmal.

Les expériences eurent lieu à l'école vétérinaire de Lyon, en présence de *Lallemand* qui, enthousiasmé des résultats obtenus, s'empressa de communiquer à l'Institut de France la découverte précieuse de *Pravaz*. L'Académie impériale de médecine, émue de la hardiesse de l'expérimentation, confia à la sagacité scientifique de MM. Goubaux et Giraldès, les espérances de cet agent nouveau thérapeutique. Ces deux habiles chimistes s'empressèrent de soumettre, au creuset de l'analyse expérimentale, les propriétés physiologiques et chimiques du perchlorure de fer.

Le perchlorure de fer, ou chlorure ferrique *Berzelius*, a pour formule Fe^2,Cl^3.

Le perchlorure de fer solide est d'une couleur de rouge brun foncé, il est inodore, d'une saveur styptique très prononcée.

Le perchlorure de fer se décompose partiellement lorsqu'il est soumis en vase clos à une température élevée. Une partie volatilisée vient sans altération se condenser dans la voûte et dans le col de la cornue à l'état anhydre et sous forme d'écailles brillantes ; l'autre partie se décompose et fournit du chlore et de l'acide chlorhydrique qui se dégagent, et du peroxyde de fer qui reste à la panse de la cornue, en retenant une certaine quantité de perchlorure de fer non altéré.

Exposé à l'air humide, le perchlorure de fer tombe en *deliquium*.

L'eau, l'alcool, l'éther, le dissolvent en grande quantité ; ce dernier l'enlève à sa dissolution aqueuse. Le perchlorure de fer soumis à l'action des réactifs se comporte comme tous les sels de fer au maximum.

Ce sel ne servait en médecine qu'à préparer la teinture de fer muriaté et la teinture de *Bestucheft ;* aussi les traités de pharmacie indiquent d'une manière incomplète le mode de préparation du perchlorure de fer. Ce n'est que depuis peu d'années qu'on a proposé plusieurs procédés pour priver le perchlorure de fer d'un excès d'acide qu'il retient avec énergie, afin de pouvoir l'utiliser avec avantage dans la thérapeutique chirurgicale.

On prépare le perchlorure de fer par la voie sèche et par la voie humide.

On l'obtient par la voie sèche en faisant passer un courant de chlore bien desséché sur du fer, chauffé au moyen d'un tube en porcelaine. Le perchlorure de fer est alors à l'état anhydre. Ce procédé, peu favorable à la fabrication, est rarement mis en usage.

Mais, frappé des inconvénients que peut présenter la grande instabilité du perchlorure de fer, j'ai dû chercher, dès le début de mes expériences, quelle serait la forme de perchlorure de fer la plus convenable pour sa conservation et quels seraient les moyens de remédier à son instabilité.

J'ai, d'après mes observations, été porté de prime abord à adopter, comme forme typique de ce médicament, une solution concentrée et titrée, analogue à celle dite de *Pravaz*, comme permettant plus qu'aucune forme un dosage exact, présentant plus de facilité pour la conservation et se prêtant à toutes les exigences thérapeutiques.

Il semble, consciencieusement, que toutes ces conditions se trouvent réunies au plus haut degré dans le perchlorure de fer anhydre ; mais l'observation attentive ne tarde pas à détruire cette erreur. Ce corps est si avide d'eau qu'il est presque impossible de le conserver et encore plus de le manier sans qu'il attire l'humidité. Dans cette circonstance, il se sature plus ou moins complétement, suivant le temps pendant lequel il y est resté exposé ; ce qui en rend le dosage incertain ; en outre, il s'hydrate, et, partant, perd de sa stabilité qu'il devrait à son état anhydre. Il est tout à fait impossible de le faire entrer dans une préparation quelconque sans qu'il tombe en *deliquium ;* en sorte que, voulant proscrire l'usage du perchlorure de fer hydraté comme peu stable, c'est précisément ce corps qu'en dernière analyse on se trouva employer.

Le perchlorure de fer hydraté cristallisé est presque aussi peu maniable que le corps précédent ;

il est susceptible d'être altéré par le contact de l'air,
et il est d'une préparation trop minutieuse pour
qu'on puisse jamais le fabriquer en grande quantité.

Le perchlorure de fer desséché en plaques est,
de toutes les formes de ce médicament, le plus infi-
dèle dans sa composition. Il est, en effet, toujours
acide, incomplétement soluble et laissant un précipité plus ou moins abondant, suivant le soin ap-
porté à l'évaporation et aussi suivant son ancienneté.

C'est donc sous la forme d'une solution concentrée exactement titrée, et par conséquent présentant toujours le même poids spécifique, ce qui s'ap-
précie par l'aréomètre, que le perchlorure de fer
me paraît devoir être prescrit pour entrer dans les
diverses formules auxquelles les praticiens vou-
dront le soumettre.

Mais cette solution elle-même, il n'est pas indif-
férent de la préparer par tel ou tel moyen : celle que
l'on fait avec le perchlorure de fer desséché est fortement acide ; elle laisse déposer une poudre rouge
d'ocre, formée d'oxychlorure de fer, et elle s'acidifie
de plus en plus.

Le perchlorure de fer sublimé laisse également

un résidu considérable lorsqu'on le dissout, et sa
solution dépose encore plus vite et plus abondamment que celle du précédent.

« La solution préparée directement par la satu-
» ration de l'acide chlorhydrique, au moyen du
» peroxyde de fer hydraté humide et évaporé à
» 30 degrés froids *au pèse-sel*, m'a paru réunir les
» meilleures conditions de conservation, de fabri-
» cation facile et praticable sur toute échelle.

» Cette solution contient exactement la moitié de
» son poids de perchlorure de fer hydraté ; elle
» laisse, au bout de peu de jours, déposer une petite
» quantité d'oxychlorure de fer, affectant la forme
» de paillettes jaune clair, en même temps que la
» solution, qui primitivement était à l'état de cen-
» tralisation, devient légèrement acide ; mais cette
» décomposition n'est nullement indéfinie ; elle s'ar-
» rête une fois que le premier dépôt est formé. La
» liqueur, filtrée de nouveau, se conserve ultérieu-
» rement sans aucune altération nouvelle qui n'offre
» pas le moindre danger.

» Si, du reste, le médecin désire un surcroît de
» précaution qui ne saurait être nuisible, il est à

» remarquer qu'au moment de l'emploi, on peut faci-
» lement ramener la liqueur à l'état de neutralisa-
» tion, en agitant dans la masse du liquide une petite
» quantité de peroxyde de fer humide et récent. »

D'un autre côté, malgré la certitude de l'innocuité de la solution ainsi préparée, j'ai entrepris
longuement, voulant satisfaire à toutes les exigences des praticiens, une série d'expériences
pour obtenir une inaltérabilité complète de la solution neutre et la conserver dans l'état où elle est
au moment où l'on vient de la préparer. Je suis
parvenu et je puis à présent affirmer que divers
agents, et entre autres le sucre, ont la propriété de
conserver sans altération le perchlorure de fer.

Dans le courant de chaque année, les formules
pharmaceutiques de médicaments nouveaux sont
livrés à l'attention du corps médical, mais elles ne
sont pas toujours l'objet d'un examen assez réfléchi
et assez sévère de la part des praticiens et des écrivains de la presse médicale, et il en est beaucoup
qui contiennent des erreurs qui peuvent ne pas
être sans danger; car il faut se livrer longuement
à l'étude d'un médicament, lorsqu'on veut con-

naître ses propriétés curatives et leur efficacité sur l'organisation individuelle. L'attention doit redoubler encore si le médicament est nouveau et complexe dans ses effets. Il ne suffit pas à l'homme de science d'étudier sa puissance thérapeutique, il doit aussi donner ses soins tout particulièrement au mode de préparation, de manière à se pénétrer de la confiance qu'il doit faire partager au malade, et à être aussi convaincu que lui de l'excellence de l'agent thérapeutique auquel il a recours pour sa guérison.

Il faut rendre, il est vrai, une justice éclatante aux services rendus par les maîtres de la science, mais cet hommage ne doit pas être exclusif. On doit aussi quelques remercîments, quelques encouragements aux praticiens modestes qui, sans être aussi largement récompensés, ne s'en dévouent pas moins comme eux aux intérêts de la science et de l'humanité.

En effet, depuis le vote de l'Académie, la solution de perchlorure de fer était complétement abandonnée et ne donnait signe de vie qu'à de longs intervalles, lorsque la mort de *Pravaz* vint réveiller dans mon esprit la pensée de remettre à

l'étude expérimentale les propriétés vraiment remarquables d'un agent thérapeutique injustement
proscrit.

Le perchlorure de fer, comme l'expérience le
prouve, demande une préparation minutieuse. Il
existe d'ailleurs des substances qui ne peuvent
s'unir à lui sans détruire ses propriétés chimiques.
Les gommes, les mucilages, le lait, les poudres
astringentes, la cannelle, l'enveloppe argentée sont
nuisibles au perchlorure de fer et ont pour effet de
lui faire perdre sa valeur thérapeutique. Jusque
dans les mains les plus habiles, le plus ou moins
de solution de ce sel ferrique employé peut conduire à un danger réel ou à une annulation complète du médicament. L'eau, le sucre, l'axonge,
sont les seules substances qui conviennent à la préparation pharmaceutique de ce précieux médicament et qui en facilitent l'usage sans en affaiblir ou
dénaturer la puissance curative.

L'emploi du perchlorure de fer était restreint à
un petit nombre d'affections : anévrysmes, varices,
blessures traumatiques, et son usage était toujours
externe, par suite du manque absolu d'une forme

pharmaceutique qui permît aux médecins de compter sur la fidélité et l'inaltérabilité du médicament, soit en injections dans les ouvertures des parties génitales de l'homme et de la femme, soit en pommade sur les parties externes du corps.

Mais, grâce à de persévérants travaux, je suis parvenu à administrer le perchlorure de fer à l'intérieur, en sirop, en pilules, en injections, de sorte que ce médicament jouit de toutes les propriétés de l'iode, du mercure, du nitrate d'argent, sans en avoir les conséquences fâcheuses.

En général, les solutions de perchlorure de potasse marquent 45, 30, 20 et 15 degrés à l'aréomètre de *Beaumé*.

La solution à 45 contient 53,85 de perchl. sec, 46,15 d'eau.
  à 30 ...... 34,65 .... 65,35 id.
  à 20 ...... 21,30 .... 78,70 id.
  à 15 ...... 16,35 .... 83,65 id.

Le perchlorure de fer contenant sensiblement le cinquième de son poids d'eau, les solutions ci-dessus contiennent en réalité :

La solution à 45°, 43,10 de perchlorure de fer anhydre.
  à 30°, 29,70 id.
  à 20°, 17,05 id.
  à 15°, 12,10 id.

Il faut toujours s'assurer dans la pratique si la préparation de la dissolution est fidèle, car la liqueur perchloro-ferrique doit être parfaitement limpide. Un dépôt dans les flacons ou sur les bords du vase, indique d'une manière affirmative la précipitation d'une certaine quantité d'oxychlorure et la mise en liberté d'une quantité d'acide chlorhydrique. On peut facilement s'en assurer en versant une disso lution de cyanoferrure de potassium rouge qui doit produire un précipité. La liqueur chloro-ferrique devient bleue avec les sels de morphine et se précipite en rouge par la potasse.

On doit conserver avec beaucoup de soin le perchlorure de fer dans des flacons toujours pleins et hermétiquement fermés si l'on veut éviter un dépôt d'oxychlorure, l'abaissement du titre et l'acidité de la liqueur, même au contact de la lumière.

A cet effet, j'ai composé pour l'usage médical une pharmacie complète de perchlorure de fer, et la solution à 30 degrés, que j'appelle *solution normale*, a servi de base à toutes les préparations employées dans mes expériences chimiques, et formulées mathématiquement de la manière suivante :

Sirop.

Sirop de sucre............ 490 grammes.
Solution normale......... 8 —

Mêlez à froid. Ce sirop contient 1^{gr},60 de solution de perchlorure de fer par 100 grammes, ou 33 centigrammes par 30 grammes.

Pilules.

Solution normale.......... 5 grammes.
Poudre d'amidon.......... q. s.

F. s. a. 100 pilules qui contiennent chacune 5 milligrammes de solution normale de perchlorure de fer.

Pommade.

Axonge................ 480 grammes.
Solution normale......... 125 —

Placez l'axonge au fond du mortier, et ajoutez-y peu à peu la solution en agitant chaque fois.

Injections pour homme.

Solution normale......... 100 grammes.
Eau distillée............ 1100 —

Filtrez. Cette préparation contient 2 grammes de solution de perchlorure de fer pour 30 grammes d'eau.

Injections pour femme.

Solution normale......... 200 grammes.
Eau distillée............. q. s.

Mettez dans chaque flacon (*ad hoc*) les 200 grammes de solution et achevez de remplir avec l'eau distillée. Pour l'usage, une cuillerée à bouche dans la valeur d'un verre d'eau ou 120 grammes d'eau. La dose est alors de 1/5ᵉ, 6 grammes de solution normale pour 30 grammes, ou 20 grammes pour 100 grammes d'eau.

Solution normale.

Cette solution servant de base à toutes les autres préparations neutres inaltérables, marquant 30 degrés à l'aréomètre de *Baumé*.

Solution caustique.

Cette solution marquant 45 degrés à l'aréomètre, est un escharotique puissant, devant être bien spécifié sur les ordonnances.

En effet, l'importance du perchlorure de fer en

thérapeutique n'est plus sujette à contestation ; l'Académie impériale de médecine, en mettant au concours la détermination exacte des applications de ce précieux médicament, a donné la consécration à cette conquête médicale, sans contredit, l'une des premières, sinon la première de ce siècle.

Mais, pour que l'emploi en soit sagement utile, il a fallu déterminer par des recherches comparatives la quantité de perchlorure de fer que l'estomac pouvait supporter sans aucun inconvénient. Cette précision a demandé de ma part une attention longue et soutenue. Aussi les préparations de perchlorure de fer, soumises à un dosage mathématiquement connu, peuvent suivant les exigences cliniques, être administrées en sirop, en pilules, en injections, en pommade.

Le perchlorure de fer prudemment administré sous toutes les formes pharmaceutiques, modifie par ses propriétés astringentes, détersives, sédatives et toniques, l'état morbide de tous les solides et les liquides du corps. Il dissipe par son usage l'état inflammatoire, calme le système nerveux, ralentit la sécrétion des glandes et favorise la cicatrisation de toutes les plaies.

Ce médicament se prête à toutes les exigences pratiques. La solution concentrée et titrée à 45° est un caustique qui peut rivaliser d'action avec le nitrate d'argent, la pâte de Vienne, le safrano-sulfurique de *Velpeau*, le carbo-sulfurique de *Ricord*. Ce caustique neutralise l'action délétère des virus, même dans les parties les plus profondes de nos tissus, de manière à rendre impossible l'inoculation du pus sur les parties saines du corps.

.Les propriétés du perchlorure de fer varient suivant sa forme pharmaceutique. Il est escharotique sous la forme de solution normale à 45° ; en sirop, en pilules, il est tonique par excellence, contre la chlorose, l'anémie, en rétablissant l'équilibre chimique et physiologique du sang. Sa qualité astringente est un hémostatique puissant ; elle modifie l'état morbide des membranes muqueuses dans les leucorrhées, les blennorrhagies aiguës et chroniques, dans le croup et dans les angines couenneuses ; elle modère les sécrétions abondantes des glandes dans

les catarrhes chroniques des bronches, de la vessie
et du tube intestinal. Enfin ce sel ferrique, uni à
l'axonge, cicatrise les chancres, les plaies, les vieux
ulcères hémorrhoïdaux, variqueux et scrofuleux, en
modifiant les propriétés vitales des tissus et en s'op-
posant par son action escharotique au développement des excroissances des chairs, si souvent défavorables à l'activité d'une cicatrisation prompte et
régulière.

Et malgré la diversité d'action du perchlorure de
fer, ce sel n'éprouve aucun changement dans ses
vertus médicatrices. S'il est spécifique dans les
symptômes primitifs de la syphilis, il conserve les
mêmes qualités curatives dans les accidents secondaires et tertiaires syphilitiques, voire même dans les
cas où l'évolution vénérienne héréditaire constitue
la diathèse scrofuleuse. Et loin que je veuille incri-
miner les propriétés de l'iode, du mercure, dont le
mode thérapeutique est incontestable dans nos maladies, je crois qu'il est rationnel d'engager tous les
praticiens à soumettre à l'expérimentation, un agent
nouveau qui, mis en usage, peut remplacer avantageusement les spécifiques connus.

Car le perchlorure de fer est un médicament actif; mais il ne peut se prêter à aucune combinaison pharmaceutique, sans éprouver une dépréciation dans ses principes chimiques. Son action est franche, et permet aux praticiens de diagnostiquer les effets de son application. Aussi, je ne cesserais de le dire, le perchlorure de fer ayant à faire accepter la nouveauté de sa bienvenue et à combattre le mauvais vouloir de certains détracteurs systématiques, réclame une attention minutieuse et sévère dans ses préparations qui, malgré quelques faits isolés méchamment exploités, ne m'ont jamais donné des preuves d'infidélité, et moins encore des preuves de dangers.

Il est vrai que la médication perchloro-ferrique appelle à son aide tous les moyens hygiéniques. Une alimentation proportionnée aux forces digestives; une habitation aérée, exposée à une température convenable; les vêtements confortables, suivant les saisons; un exercice modéré, et les récréations physiques et morales sont aussi nécessaires au malade pour lui donner une hématose réparatrice qui, par des sympathies organiques,

distribue sur le système nerveux un ébranlement
toujours salutaire à la régularité des fonctions de
tous les organes.

Mais il résulte de toutes mes recherches pratiques, confirmées par l'expérience de faits nombreux, une réflexion de haute philosophie médicale, c'est que l'iode, le brome, le chlore sont
isomorphes, et que leurs composés servent de
bases aux formes pharmaceutiques. Ma surprise,
comme expérimentateur, égale l'incrédulité de
certains praticiens contre lesquels j'ai eu à lutter,
lorsque je réfléchis à la diversité d'action du perchlorure de fer. Je ne leur demande, dans l'intérêt
du progrès médical et de l'humanité souffrante,
que de vouloir bien que le perchlorure de fer soit
placé dans la catégorie de l'iode, de l'iodure de
potassium, du mercure, du proto-iodure de mercure, considérés en médecine comme modificateurs
de nos tissus malades. Ils reconnaîtront avec moi
que le perchlorure de fer sagement administré
l'emporte souvent par son efficacité sur un grand
nombre de médicaments, puisqu'il assure, par son
innocuité, la guérison complète des maladies sou-

mises de nos jours à l'usage du nitrate d'argent, de l'iode et du mercure.

En me montrant riche de faits et sobre d'explications, mon seul désir est d'être plus utile qu'agréable, si, dans l'intérêt de l'art médical, je suis assez heureux d'apporter la conviction dans les esprits par une narration fidèle. Par conséquent, j'invite les praticiens à se familiariser au *modus faciendi* de la méthode perchloro-ferrique. Ce mode de traitement, sanctionné par l'expérience, est simple, facile, et se soumet aisément aux volontés du médecin, suivant le siége et la nature de la maladie.

On prescrit le sirop à la dose d'une cuillerée à bouche, matin et soir, pur ou simplement délayé dans un pot d'eau fraîche. Deux à trois cuillerées à café conviennent aux enfants, à distance des repas.

Les pilules se donnent chaque jour à la dose de six à huit et même plus, matin et soir. La dose doit être abaissée à quatre et même à deux par jour, suivant l'âge des enfants.

L'injection pour homme s'emploie une seule fois par jour.

L'injection pour femme s'emploie de la manière suivante : une cuillerée à bouche dans la valeur de deux verres d'eau ordinaire ou 120 grammes d'eau. On doit s'en servir avec une seringue de verre, et en faire une ou deux injections par jour.

La pommade s'étend en couche plus ou moins épaisse, mais toujours bien continue, sur un linge fin ou sur de la charpie dont on recouvre directement et exactement la partie malade.

Enfin, dans tout traitement externe, le sirop et les pilules sont administrés comme auxiliaires toujours utiles et souvent nécessaires, en engageant les malades à se priver entièrement de laitage.

Ces préparations doivent être garanties de l'action du feu et de la lumière solaire. Le perchlorure de fer est un sel chimique, d'une action puissante, énergique, qui trouve souvent son application dans des cas graves où d'autres moyens ont échoué, mais dont les inconvénients et les dangers ont été exagérés, par suite d'une mauvaise préparation, et auxquels de nombreux succès déjà constatés et de nombreux succès à venir promettent un rang supérieur parmi les agents modificateurs de la matière médicale.

Mais il ne suffit pas de connaître le mode préparatoire pharmaceutique du perchlorure de fer, il faut aussi s'assurer de l'action chimique que le sel ferrique a sur le sang, hors de ses vaisseaux, et en même temps connaître les expériences qui ont été faites sur les animaux vivants.

Lorsqu'on verse goutte à goutte du perchlorure de fer dans un vase contenant du sang, on observe que chaque goutte se creuse dans le liquide sanguin un canal tubulaire, qui, renflé aux deux extrémités par la coagulation, s'isole complétement de la masse fibrineuse. Mais si l'on a la précaution, au contraire, d'agiter avec une baguette de verre le perchlorure de fer au moment même où on le verse, on brise par ce moyen les enveloppes coagulées dans lesquelles le perchlorure se trouve logé, et ce sel, mis de nouveau en contact avec toutes les mollécules du sang, les coagule et constitue le caillot hémostatique.

On peut se rendre un compte fidèle des phénomènes remarquables de la coagulation. A mesure que les gouttes du perchlorure, versées par la seringue de *Pravaz*, munie de sa canule, augmentent dans la valeur donnée d'un *centilitre* de sang, qu'on agite avec une baguette, on remarque que le sang devient de moins en moins fluide. Lorsqu'on vient à 25 gouttes pour le perchlorure de fer à 30 degrés, le sang se prend en masse ; il est d'un rouge brun assez consistant pour qu'une baguette de verre puisse s'y tenir verticalement.

Le mélange cruorique est alors complétement solidifié et le caillot présente une fermeté suffisante pour adhérer aux parois du vaisseau sanguin, sans qu'il agisse comme corps étranger. Si l'on ajoute quelques gouttes de plus, le sang se durcit immédiatement, devient granuleux, pulvérulent, semblable à du marc de café et prend l'aspect normal du sang coagulé. Enfin, si l'on augmente la dose de perchlorure de fer, le sang perd sa consistance et la plus grande partie se dissout dans un excès de sel ferrique.

En conséquence, 25 gouttes à 30 degrés suffi—

sent pour la solidification complète d'un *centilitre* de sang, en laissant la faculté au praticien de juger par lui-même de l'opportunité pratique toutes les fois qu'il s'agit de mettre en usage une plus ou moins grande quantité de perchlorure de fer.

C'est aussi pour éviter les accidents fâcheux qu'une trop grande confiance ne peut prévoir, qu'il m'a paru utile de rappeler par mémoire les savantes recherches de MM. Goubaux et Giraldès sur l'action hémostatique du perchlorure de fer. La science est redevable à la sagacité connue de ces deux habiles chimistes, de la certitude mathématique avec laquelle le sel perchloro-ferrique agit d'une manière physiologique et pathologique sur les solides et les liquides. Les expériences faites sur les animaux de toute espèce et de tout âge leur ont permis d'établir un cadre séméiotique qui démontre d'une manière évidente la puissance de l'agent chimique sur les pulsations de la circulation sanguine, en présentant une variété de transformations anatomiques.

De sorte qu'en injectant 4 à 5 gouttes de la solution normale dans une portion d'artère de 4 centimètres de longueur et limitée entre deux compressions, on obtient un caillot assez consistant pour suspendre le cours de la circulation sanguine.

Et quand on ouvre, au bout d'une heure, une artère soumise à l'expérience, on trouve un caillot plus considérable en volume que le calibre du vaisseau artériel. Le caillot se présente alors sous deux transformations bien sensibles, l'une formée du sang combiné au perchlorure de fer, l'autre de fibrine coagulée qui sert d'enveloppe à la première. Le caillot est en général mou, élastique et a déjà contracté des adhérences avec la face interne de l'artère. L'épithélium et la membrane fenêtrée de l'artère ont disparu entièrement, la tunique moyenne est colorée en jaune par le sel chloroferrique, les fibres circulaires sont très visibles à la face interne et se détachent plus facilement qu'à l'état normal, enfin la tunique externe n'a subi aucune altération.

MM. Goubaux et Giraldès, en poursuivant leurs recherches avec une sévère attention, ont observé, que si l'animal vit quelques heures, il se forme aux extrémités des caillots secondaires d'une longueur de 10, 20, 30 centimètres qui l'entourent, le séquestrent entièrement. A peine formés, les caillots contractent des adhérences intimes avec les parois artérielles.

Il se fait alors dans les tuniques de l'artère un travail organique très remarquable. La tunique moyenne se ramollit, s'hypertrophie et adhère intimement avec le caillot primitif. La tunique externe suit ce mouvement de transformation, elle se vascularise et s'hypertrophie de même, alors qu'une infiltration de matière jaunâtre, d'apparence gélatineuse et constituée par la lymphe plastique, se développe dans le parenchyme des tuniques artérielles et dans le tissu cellulaire qui avoisine l'artère soumise à l'expérimentation.

Cette infiltration constitue le phénomène de la *virole plastique*, qui sous forme olivaire termine les deux extrémités de l'artère et donne à la tumeur anévrysmale l'augmentation de volume qu'elle acquiert dans les premières heures de l'injection.

Mais si le perchlorure à 20 ou à 30 degrés détermine sur les liquides et les solides des transformations variées, elles se modifient graduellement avec le temps. Les caillots secondaires disparaissent et

fortifient eux-mêmes par une mince couche fibrineuse l'enkystement du caillot primitif; l'artère
s'oblitère et la *virole plastique* ne laisse à sa place
qu'un tissu cellulo-fibrineux à mailles très rappro-
chées entre elles.

Il est donc dangereux de mettre en usage à l'intérieur la solution de perchlorure de fer à 45 ou
49 degrés. Cette solution ne peut être utilisée que
dans les cas où l'on veut déterminer une action escharotique sur les parties externes.

De mon côté, j'ai voulu apporter des recherches
nouvelles au capital des recherches déjà connues,
en soumettant le pus des abcès et l'hypersécrétion
purulente des membranes muqueuses des phthisi-
ques à l'action antiputride du perchlorure de fer.
L'ingesta de la matière purulente pure ou mélangée
à une substance alimentaire, dans les voies digestives de certains animaux domestiques, provoque
chez eux tous les symptômes de l'empoisonnement
pyohémique. Il y a vomissement, syncope, abatte-
ment général avec convulsions tétaniques des muscles, suivis d'une mort qui varie de vingt-quatre à
quarante-huit heures, de l'intoxication du pus. A

l'ouverture du corps, on observe une inflammation des parois de la membrane muqueuse de l'estomac, avec quelques taches gangréneuses. L'effet contraire a lieu si la matière purulente est mélangée à quelques gouttes de la solution normale perchloro-ferrique à 45 degrés. Les animaux digèrent le mélange sans éprouver le moindre trouble, et les parois internes de l'estomac et des intestins ne présentent à l'analyse exploratrice aucun signe pathologique.

Ces nouvelles recherches physiologiques mises en présence de celles de MM. Goubaux et Giraldès, sur la propriété coagulante que le perchlorure de fer a sur le sang, sont d'un augure favorable pour l'application de la méthode perchloro-ferrique, soit dans les catarrhes chroniques des membranes muqueuses, dans le croup, les angines couenneuses, soit dans l'érysipèle, la variole confluente, les fièvres jaune, typhoïde, puerpérale, enfin soit sur les plaies contre les fistules et dans les maladies parasitaires et ulcéreuses de la peau.

Le perchlorure développe quelquefois deux phénomènes physiologiques remarquables : d'abord une torpeur dans les membres inférieurs qui se dissipe promptement, puis une activité prononcée dans les pulsations du pouls. Le premier de ces phénomènes se rattache à l'influence sédative que le perchlorure exerce sur le système nerveux ; le second phénomène est la fièvre du médicament qui a lieu, comme on l'observe souvent dans les prescriptions du mercure, de l'émétique, de l'opium, du sulfate de quinine, ce qui constitue la tolérance.

J'ai appris aussi par expérience qu'il fallait surveiller quelquefois l'action du sel ferrique sur certaines individualités, en suspendre l'usage pendant quelques jours, pour le reprendre avec avantage au moment où l'effet thérapeutique cesse d'avoir lieu dans l'organisme, sans crainte d'une récidivité d'action de la part du perchlorure de fer pendant le cours du traitement ; mais ce phénomène physiologique est de peu d'importance toutes les fois que la maladie est gravé ; car il faut s'en rendre maître, dans le but d'éviter les conséquences fâcheuses d'un danger redoutable par sa persévérance, alors surtout que les malades supportent le perchlorure

de fer sans répugnance, et qu'il convient, sagement administré, à tous les tempéraments.

Je viens de faire connaître sommairement l'origine, la nature, les préparations chimiques et pharmaceutiques du perchlorure de fer, aussi bien que
ses effets physiologiques et anatomiques sur l'homme
et les animaux. Je vais continuer à exposer avec
une attention sévère les propriétés thérapeutiques
de ce médicament nouveau en matière médicale
contre les maladies qui se développent ordinairement sur tous les systèmes de l'organisme en général ; mais le perchlorure de fer étant par ma
persévérance accepté dans la pratique, je crois
convenable, pour éviter à mon travail une trop
longue étendue, de ne donner qu'une seule observation pour chaque maladie, dans le but utile d'engager les praticiens à expérimenter le perchlorure
de fer, comme j'ai pu le faire moi-même.

CHAPITRE II.

SYSTÈME SANGUIN.

Comme hémostatique, le perchlorure de fer est le plus puissant connu ; sa réputation est définitivement avérée depuis les belles expériences de *Pravaz*, répétées aujourd'hui par tous les praticiens dans les anévrysmes externes et dans les hémorrhagies traumatiques.

Aussi l'angéiologie artérielle est l'étude chirurgicale la plus approfondie de cette partie d'anatomie pathologique. Les chirurgiens les plus éminents se sont occupés de cette branche de la science avec une sollicitude toute paternelle, en proposant divers procédés opératoires. Ils y étaient d'ailleurs portés par la gravité de la maladie, et l'absence d'un moyen capable d'arrêter les progrès fâcheux qui sont la conséquence du développement progressif des tumeurs anévrysmales.

Parmi les membres du corps médical, les uns emploient la ligature, les autres la compression directe ou indirecte. Il y a un troisième parti ; c'est celui des savants qui réservent leur opinion, et qui voltigent au-devant de toute méthode nouvelle, pour en être les propagateurs intelligents ou les détracteurs impitoyables.

La méthode d'*Anel*, qui consiste à pratiquer immédiatement la ligature au-dessus du sac anévrysmal, fut modifiée par la ligature de *Hunter*, laquelle est pratiquée à une distance un peu éloignée de l'artère malade. Les deux procédés de cette méthode furent écartés indistinctement par *Brador* qui pratiquait la ligature au-dessous du sac. Cette différence dans le mode d'application ne peut être motivée que par l'absence ou la présence des artères collatéraux entre le sac et la ligature. Du reste, la méthode de *Brador* a ses inconvénients et ses avantages. Les praticiens ont dû en rechercher une autre qui fût moins exposée à des dangers réels. De là l'origine de la méthode par la compression directe ou indirecte.

Ce dernier procédé a reçu une consécration favorable dans le traité récent des anévrysmes par M. le docteur *Broca*, ouvrage remarquable par un style plein de verve, d'élégance et de clarté. Ce praticien distingué est le propagateur de la méthode de la compression indirecte, oubliée en France où l'usage de la ligature prévalait exclusivement. Le compresseur ingénieux de M. le docteur *Broca* est venu faire triompher les préceptes de la compression double alternative, réunis en corps de doctrine par M. le docteur Bellingham, praticien distingué de l'Irlande.

Mais il ne faut pas oublier le nom de *Valsava*. En ne poussant pas à ses dernières limites le traitement de ce praticien, il peut quelquefois seconder la guérison d'anévrysmes internes qui sont inopérables, en favorisant en même temps l'action des médicaments internes et externes qui peuvent amener la guérison inespérée des anévrysmes anciens et volumineux.

Qui ne se rappelle avec douleur la mort préma-

turée de *Pravaz* ? Qui ne regrette encore ce praticien si original, si ingénieux dans la profession qui
faisait le charme de sa vie ? Le dernier soupir de
l'illustre savant fut encore pour ses infortunés
opérés. Instruit de la puissance hémostatique coagulante du perchlorure de fer, il voulut l'utiliser
au profit de l'humanité. Une inspiration pratique
créa la pensée, le procédé et l'application thérapeutique, tout, jusqu'à l'instrument, bijou coquet, bien
plus fait pour inspirer la confiance que l'effroi au
malade, et la solution titrée et concentrée du perchlorure de fer, sont frappés d'un cachet mathématique de justesse et de précision. Au bruit des
hardiesses et des succès heureux de l'habile expérimentateur, une discussion des plus vives et des
plus intéressantes s'éleva au sein de l'Académie impériale de médecine de Paris.

Aussi M. le docteur *Broca*, qui dans son *Traité
des anévrysmes* a si bien compris l'importance et
l'utilité du perchlorure de fer, écrit ces paroles remarquables : « Tout n'est pas dit sur les propriétés
» générales du perchlorure de fer. Cet agent, mieux
» étudié dans ses applications, est un des médica-

» ments puissants de la matière médicale. Gloire » donc au grand nom de *Pravaz*. »

La méthode de cet ingénieux expérimentateur consiste dans une injection de la solution titrée et concentrée à 30 degrés de perchlorure de fer.

Dans cette circonstance, le malade doit être convenablement placé pour recevoir les soins des aides compresseurs et du chirurgien. Ce dernier prend une canule armée d'un trocart, plonge l'instrument dans le centre de la tumeur, laisse couler un peu de sang pour adapter ensuite à la canule une seringue chargée de dix, vingt ou trente gouttes de solution de perchlorure de fer. Le second temps de l'opération est dans l'injection d'une certaine dose nécessaire de la solution dans le sac anévrysmal, avec mémoire de la part de l'opérateur que chaque demi-tour de piston de la seringue expulse une goutte de liquide, et qu'il faut **25** gouttes de perchlorure de fer à **30** degrés pour coaguler *un centilitre* de sang. Il faut en même temps avoir la précaution de faire le massage de la tumeur après l'injection, pour que le perchlorure puisse former en caillot toute la masse sanguine contenue

dans le sac, et ne pas perdre de vue, avant de re-
tirer la canule, de faire exécuter au piston un tour
en arrière. Par ce moyen, le perchlorure contenu
dans la canule se trouve aspiré, sans crainte de
l'écoulement de quelques gouttes de la liqueur dans
les tissus environnants. On recouvre alors l'ouverture faite par l'instrument d'une compresse de
linge, maintenue exactement par un léger bandage.

1re OBSERVATION.

Anévrysme de l'artère brachiale droite.

M. le docteur Lagrange (de Saint-Mihiel) injecta,
le 18 septembre 1856, environ 30 gouttes de perchlorure de fer à 30 degrés dans un anévrysme de
l'artère brachiale, artère supérieure du bras droit.
Sa compression supérieure, quoique imparfaitement
faite, n'empêcha pas la coagulation dans la tumeur.
L'anévrysme disparut, laissant à sa place une tumeur
dure, insoluble, de la grosseur d'une noix. Il n'y eut
ni douleur ni inflammation, et la guérison fut complète après huit jours de traitement. Le 14 octobre,
le malade rentra à l'hôpital avec une tumeur développée à la partie supérieure du premier sac ané-

vrysmal. Le 19 novembre, on fit une injection de
40 à 45 gouttes. La douleur fut vive, le bras devint
rouge et tuméfié, mais les symptômes inflammatoires
se calmèrent peu à peu, et la guérison arriva quelques
semaines après l'opération.

Et, malgré la guérison heureuse de plusieurs
malades affectés d'anévrysme, l'Académie de médecine, loin de s'abstenir, proscrivit, *ab irato*, un
agent thérapeutique qui, un peu plus tard, donna
des preuves remarquables de son utilité en médecine et en chirurgie, voir même dans de nouveaux
cas opératoires de tumeurs anévrysmales. Ce qui
s'explique facilement par les avantages qu'on obtient d'un médicament mieux connu, mieux préparé, et par l'absence des inconvénients beaucoup
mieux appréciés dans le manuel opératoire.

Mais, si dans le traitement de l'anévrysme, le
perchlorure de fer n'a pas l'assentiment général, on
lui accorde plus de faveur dans la cure des varices.
Les nombreuses expériences faites à ce sujet ne
laissent plus d'incertitude sur son efficacité ; car, si
l'on veut bien réfléchir à tous les moyens préconisés

par les praticiens, pour arriver à un résultat avantageux, on est autorisé à adopter l'opinion déses-
pérante de M. le professeur *Velpeau*, qui n'admet
pas la possibilité de la guérison des varices. Et
pourtant, en présence des succès nombreux obtenus
par l'application du perchlorure de fer, tout praticien peut aujourd'hui, avec cet agent ferrique,
tenter quelque chose de favorable. S'il ne guérit
pas toujours radicalement, il peut, dans le plus
grand nombre des cas, soulager des souffrances
cruelles, conjurer quelquefois de graves accidents
et rendre aux malades la possibilité de reprendre
leurs travaux ordinaires.

Il est vrai que le procédé chirurgical, quoiqu'en
apparence d'une grande simplicité, n'est pas un
motif pour négliger les précautions opératoires, si
l'on veut obtenir surtout une guérison radicale.

En général, on fait d'abord gonfler la veine à
l'aide d'une ligature appliquée contre le cœur et le
point à injecter et l'on favorise le gonflement en
faisant marcher le malade quelques instants avant
l'opération. On injecte ensuite quatre à cinq gouttes
de perchlorure de fer avec la seringue de *Pravaz*,

et quand le caillot est formé, on applique un simple carré de diachylon, qu'on recouvre d'une bande modérément serrée, avec la précaution de faire exécuter au piston de la seringue un tour en arrière comme mesure de précaution. Après l'injection, le malade garde le repos pendant quelques jours pour éviter tout accident fâcheux.

2e OBSERVATION.

Varices de la jambe droite avec ulcères variqueux. — Deux injections de 5 à 6 gouttes de perchlorure de fer à 30 degrés. — Pas d'accidents locaux ni généraux. — Oblitération de la veine aux points d'injection. — Disparition des varices.

Un chaudronnier nommé Jean D..., âgé de quarante-six ans, entre à la Pitié dans le service de M. le docteur Maisonneuve.

C'est un homme d'une santé habituelle, qui porte à la jambe droite des varices d'une moyenne intensité, depuis plusieurs années, avec un ulcère variqueux datant de six à sept mois.

Le 4 janvier 1856, M. Maisonneuve fait une injection de 5 gouttes de perchlorure de fer à 30 degrés sur la saphène externe, et une autre de 6 gouttes sur la saphène interne, au niveau du tiers inférieur de la jambe droite.

On avait pris les précautions d'usage. La compression supérieure fut soulevée aussitôt après l'injection.

Il n'y eut pas d'accidents, l'inflammation fut légère, et le malade n'eut ni fièvre ni perte d'appétit.

Le 9, les deux caillots formés aux points d'injection sont peu durs ; ils ont le volume d'une amande ; ils ne se prolongent ni par en haut ni par en bas. A leur niveau la peau a conservé sa couleur naturelle et n'est pas douloureuse ; les veines inférieures sont peu apparentes depuis l'injection. Excepté le dos du pied, l'ulcère se cicatrise très rapidement.

Le malade s'est levé le 13 pour la première fois ; il a marché pendant quatre heures ; les varices ne se sont point reproduites. Il n'y a pas eu le moindre accident ; il n'y a ni douleur ni rougeur. Les deux veines sont oblitérées par deux caillots en forme d'amandes dont le grand diamètre aurait 0,02, et qui ne se sont pas prolongés. Le malade mange quatre portions ; il est sorti le 25 janvier, ne présentant plus de varices ni d'ulcère, et les caillots persistent dans les veines.

En effet, un grand nombre d'observations faites par les praticiens des hôpitaux, donnent gain de cause aux injections perchlorurées dans les veines où la solution de perchlorure de fer est injectée, comme si l'on avait à opérer un anévrysme. Cette méthode est aussi plus rapide, plus innocente, plus efficace, que si l'on se contentait d'appliquer la solution à l'aide d'un pinceau ou d'un peu de charpie chargée de pommade perchlorurée, à la surface de la tumeur, préalablement dénudée de son épiderme par le moyen d'un vésicatoire.

Je dis plus innocente, plus efficace, en comparaison des deux procédés les plus employés de nos jours : la cautérisation et la ligature, pour admettre que l'injection coagulante du perchlorure de fer leur est supérieure, puisqu'elle offre rarement les accidents et les insuccès qui sont la suite de leur application. Aussi, quand la méthode perchloroferrique est bien appliquée, c'est-à-dire quand on opère avec du perchlorure de fer d'une densité qui ne dépasse pas 30 degrés, et qu'on a la précaution de n'injecter que la valeur de quatre à cinq gouttes, le malade n'a qu'une légère douleur, une inflamma-

tion peu sensible pendant quelques jours. L'injection a l'avantage de ne déterminer ni plaie ni cicatrice, et l'on ne court pas le risque de comprimer
les nerfs comme le fait la ligature, ou d'avoir avec
la cautérisation des hémorrhagies compromet-
tantes. En effet, dans les varices, la compression
n'est plus aussi indispensable.

Mais on est généralement d'accord qu'il faut, autant que possible, commencer par les veines recti-
lignes et non par les veines flexueuses, si l'on veut
obtenir un caillot long et une oblitération solide.
Que la compression n'est seulement nécessaire que
dans la but de rendre les gros troncs veineux plus
apparents et de les empêcher par ce moyen de
glisser autant sous les doigts de l'opérateur. Cette
compression n'est plus indispensable lorsque le
caillot est formé, par la raison anatomique que,
dans les veines, l'impulsion du sang n'existe pas
comme dans les artères ; que le perchlorure
du fer est d'une densité plus grande que celle
du sang, et que les valvules veineuses sont un
obstacle éminemment supérieur à tout moyen
mécanique pour empêcher le perchlorure de che-

miner dans le torrent circulatoire des petits vaisseaux.

Cette opération, quoique légère par elle-même,
peu sensible à l'opéré tant la douleur est nulle,
détermine quelquefois des phénomènes généraux
qui ne sont pas constants. Le malade, loin d'éprouver
un calme parfait, a un peu de fièvre, de la cépha-
lalgie, de l'insomnie, de l'inappétence, phénomènes
qui se dissipent dans l'espace de deux à trois
jours.

Quant aux phénomènes locaux, ils sont plus
constants, plus ou moins prononcés, suivant la
vitalité organique de l'individu. Il y a douleur, induration de la veine, attribuées au caillot formé par
le liquide. Le lendemain l'inflammation et l'engorgement se développent autour du caillot primitif, à
la suite de la formation des caillots secondaires.
Mais cette inflammation se dissipe sous peu de jours,
pour ne laisser que le caillot primitif qu'on retrouve
encore après un temps assez long. Le point important dans la pratique et qui donne incontestablement
la supériorité comparative à l'injection du perchlorure de fer, c'est la persistance dans la veine du

caillot primitif et l'oblitération qui en est la conséquence. Cette observation pratique est telle, que si
la récidivité variqueuse a lieu, la dilatation se fait
sur d'autres veines, en respectant les veines qui ont
été opérées. Ce qui est loin de se présenter, pour
la ligature, puisqu'elle offre des exemples de per-
méabilité dans des veines liées, tandis que l'injection coagulante ne présente jamais cet accident
pathologique dans les veines opérées depuis plusieurs années. Et si l'on rappelle à l'esprit les nombreuses guérisons obtenues par les praticiens, on
arrive à cette conviction rassurante que la méthode
perchloro-ferrique présente moins de danger que
les anciennes méthodes de traitement et que les accidents inhérents à la cautérisation et à la ligature,
comme phlébite, abcès, érysipèle, élimination du
caillot, se développent rarement, comme accidents
consécutifs de l'injection coagulante du perchlorure
de fer.

Mais l'opération délicate de l'anévrysme doit
toujours être pratiquée par les mains d'un chirurgien
d'une habileté reconnue. Il faut laisser aux médecins
peu familiarisés avec les grandes opérations chirur-

gicales, le soin modeste d'utiliser le perchlorure de fer dans les varices, les tumeurs érectiles et les hémorrhoïdes, quoique le manuel opératoire soit le même que pour l'anévrysme. Les hémorrhoïdes réclament cependant une modification dans leur traitement, par la raison anatomique que les vaisseaux hémorrhoïdaux ne peuvent jouir des avantages de la compression. Et comme elles présentent des suites moins fâcheuses, il est plus rationnel, avant de les opérer, de chercher à obtenir leur guérison par l'usage du sirop, des pilules et de la pommade au perchlorure de fer.

Peut-on m'accuser de témérité scientifique à venir exposer les résultats de mon expérience sur une maladie de tous les instants et apporter surtout aux malades des paroles consolantes au milieu de leurs souffrances, alors que le corps médical s'émeut tout entier à propos de l'écrasement linéaire des hémorrhoïdes par la méthode nouvelle de M. le docteur Chassaignac ?

L'affection hémorrhoïdale régulière ou irrégulière dans sa marche, est une maladie pénible, douloureuse, et de plus une infirmité dégoûtante pour l'un et l'autre sexe. Les praticiens se sont beaucoup occupés à combattre les prédispositions au flux hémorrhoïdal, qui souvent détermine, par ses retours irréguliers, soit des hémorrhagies abondantes, cause de cachexie ou d'anémie, soit des fistules, soit des tumeurs hémorrhoïdales de grosseur variable, avec ulcérations, rétrécissements de l'intestin, tubercules carcinomateux, etc.

Deux questions, l'une médicale, l'autre sous la dépendance de la main habile de l'opérateur se présentent naturellement à l'esprit.

L'affection hémorrhoïdale peut-elle être supprimée, sans avoir à redouter les dangers d'une métastase sur les organes essentiels à la vie? Une erreur fâcheuse s'est popularisée, en accordant un brevet de santé à tout individu gratifié de l'avantage de posséder à la partie inférieure du *rectum* une incommodité, avec privilége du *noli tangere*, par la raison que les causes qui donnent naissance aux hémorrhoïdes sont souvent inconnues et que la médecine est impuissante à les combattre avec efficacité.

Quelquefois, les hémorrhoïdes se dissipent pour

toujours; mais le plus souvent elles se perpétuent sous l'influence de causes diverses et inconnues pour constituer une infirmité cruelle, que le médecin doit chercher à faire disparaître, ou au moins à soulager de pénibles souffrances, par tous les moyens thérapeutiques que lui fournit la matière médicale.

Les saignées locales ou générales, les purgatifs, les pommades sédatives sous toutes les formes, les bains généraux, les bains de siége narcotiques, aromatiques, sulfureux, ont à tour de rôle exercé l'appréciation thérapeutique de l'individualité, mais en vain.

Dans la seconde question, beaucoup plus grave, la chirurgie a dû venir en aide à l'impuissance de la médecine pour porter quelque soulagement aux malades. Mais elle a dû, avant de s'armer du bistouri, se livrer à l'inspection des parties affectées qui seules pouvaient le conduire à une pratique rationnelle dans le traitement. C'est dans ce moment suprême que les tumeurs hémorrhoïdales ont été anatomiquement examinées sous le rapport du désordre vasculaire, qu'un état fluxionnaire per-

manent développe sur la membrane muqueuse
rectale. Les vaisseaux capillaires prennent un développement peu ordinaire qui, en dilatant leurs
parois, reçoivent une quantité de sang qui séjourne
dans le tissu organique, et qui, par un travail de
contractilité vitale, propre au tissu vivant, ramène,
dans la circulation générale, le sang mis en demeure par une puissance inconnue.

Mais cette marche si simple n'a pas toujours lieu ;
l'état fluxionnaire persiste, se développe au point
de détériorer le canevas organique, qui se trans-
forme sous des productions maladives d'ulcérations, d'indurations, de ramollissements et d'hémorrhagies continuelles. Il a fallu mettre un terme
à toutes ces souffrances, à toutes ces transformations anormales, en utilisant l'incision, la ligature
des tumeurs, la cautérisation par le fer rouge ;
enfin, l'écrasement linéaire, mis en pratique
nouvellement, avec une admirable habileté, par
M. le docteur *Chassaignac*.

Cependant, si l'anévrysme qui se développe sur
les artères appréciables à la vue du chirurgien, est
aujourd'hui complétement guéri par l'usage des

injections de quelques gouttes de la solution du
perchlorure de fer, soumises pour la première fois
par *Pravaz* à l'expérimentation , j'ai voulu utiliser
cette pensée médicale dans les hémorrhoïdes en
général ; et les varices, les hémorrhoïdes soumises
à la puissance complexe de cet agent hémostatique,
sont venues confirmer la théorie du maître. Elle doit
engager les praticiens, dans des circonstances semblables, à mettre en usage le perchlorure de fer, en
sirop, en pilules, et seconder son action intérieure
par des applications extérieures, soit avec la pommade ou les lotions perchloro-ferriques.

Une expérience basée sur de nombreuses observations est venue me convaincre que le perchlorure
de fer avait l'avantage, par son action complexe,
de dissiper, sans douleurs ni dangers pour l'avenir,
la prédisposition hémorrhoïdaire. Son usage, mis
largement en pratique, diminuerait, dès l'origine,
l'affection hémorrhoïdale ou flux hémorrhoïdal de
toute nature et éloignerait pour toujours des souffrances intolérables et le terrible appareil d'une
opération chirurgicale, même la plus inoffensive.

De sorte que les dangers de la suppression du

flux hémorrhoïdal ne sont point à redouter pour
l'avenir, soit qu'il se dissipe sous l'influence du
traitement intérieur ou extérieur du perchlorure de
fer, distribué avec discernement, soit qu'il cesse à
se manifester par des moyens que la chirurgie
possède.

L'affection hémorrhoïdale est une maladie qui
réclame, dès sa naissance, des moyens thérapeutiques énergiques, aussi bien qu'il est nécessaire de
les utiliser, pour dissiper les hémoptysies, les hé-
matémèses, le flux sanguin intestinal, la métrorrhagie, etc. L'expérience de tous les jours donne
gain de cause à la méthode perchloro-ferrique, qui
modifie, d'une manière heureuse, l'organisme exposé à toutes les chances d'une destruction naturelle.

Si le docteur *Pravaz* a obtenu, par ses remarquables expériences sur les anévrysmes, un progrès chirurgical, en enlevant du domaine de la
chirurgie l'opération redoutable de l'artériotomie,
je puis dire sans vanité, qu'imitant ce maître habile, j'ai eu le bonheur de populariser dans la pratique, par l'usage du perchlorure de fer, une mé-

dication capable de combattre avec efficacité les maladies dépendantes du système sanguin.

Le nom de *Pravaz* est à l'abri des discussions académiques. Son ombre peut errer silencieuse sous les portiques de l'Académie; elle ranimera par sa présence le zèle des propagateurs de la méthode perchloro-ferrique.

Une circonstance exceptionnelle de position médicale m'a procuré l'occasion d'étudier pendant quatre années les propriétés de ce médicament et de connaître à quel degré il est doué d'une diversité d'action sur les solides et les liquides. Mais pour obtenir un peu d'attention et de bienveillance, que d'obstacles n'ai-je pas eu à supporter, même auprès des praticiens dont l'appui n'aurait pas dû me faire défaut?

3ᵉ OBSERVATION.

Hémorrhoïdes. — Flux sanguin périodique. — Perchlorure de fer.

M. G..., homme de lettres, âgé de quarante-deux ans, tempérament bilioso-sanguin, constitution chancelante, visage d'une pâleur terne, est affligé d'un flux hémorrhoïdaire qui se manifeste périodiquement à plusieurs reprises dans le courant de l'année. Cette infirmité pénible, douloureuse, est suivie d'une perte de sang qui épuise le malade soit par la douleur, soit par la perte hémorrhagique. Le malade a cherché un soulagement par les bains, les applications locales de sangsues, les pommades opiacées, les cataplasmes, sans jamais obtenir d'une manière durable un soulagement dans ses souffrances, mais seulement une amélioration passagère qui arrivait à la longue par les effets d'un régime hygiénique convenable. En désespoir de cause, le malade eut la pensée d'utiliser l'emploi du perchlorure de fer. Soumis à ma visite, le malade présente à mon examen des tumeurs hémorrhoïdales de la grosseur d'une noisette, au nombre de cinq à six, fortement ligaturées par le sphincter de l'anus, avec suintement sanguin accompagné de flux muqueux. Les tumeurs étaient dures, arquées, violacées, et excessivement douloureuses au toucher. La constipation venait se joindre à ce cortége de souffrances, et les matières alvines étaient péniblement rendues, enveloppées d'un sang noirâtre.

Le malade fut soumis à l'usage, matin et soir, d'une cuillerée à bouche de sirop de perchlorure de fer, et à l'application locale de la pommade perchlorurée sur les tumeurs variqueuses. L'application fit éprouver au malade des douleurs vives qui furent suivies d'un soulagement dans la masse hémorrhoïdaire.

Le traitement fut constamment administré pendant six semaines. La pommade a suspendu l'hémorrhagie, calmé les douleurs, flétrit les tumeurs variqueuses, et le sirop, continué pendant deux mois, a modifié l'organisme, aussi bien que le canevas du tissu muqueux intestinal. Le malade depuis huit mois n'a plus eu d'attaque, sa santé s'est améliorée, le visage a repris de la coloration, et l'absence périodique de la fluxion hémorrhoïdaire n'a déterminé aucun symptôme métastatique sur les autres organes.

4e OBSERVATION.

Hémorrhoïdes permanentes à la suite de grossesses. — Perchlorure de fer.

Madame D..., âgée de trente-deux ans, tempérament lymphatique, d'une constitution brillante, mère de trois enfants bien portants, est affligée d'un état fluxionnaire hémorrhoïdal qui s'est manifesté tout à coup à la première grossesse. Cet état s'est aggravé pendant la seconde grossesse. Elle a constitué des

tumeurs variqueuses permanentes qui ne se dissipent
même pas à l'époque des menstrues. Constipation
fréquente qui disparaît momentanément par les lavements et par de légers purgatifs. Les hémorrhoïdes
sont tantôt fluentes et tantôt non fluentes, avec hémorrhagie légère, mais accompagnées de douleurs
vives dans l'abdomen, de pesanteur sur le rectum,
avec difficulté dans la marche et un trouble névral-
gique vers les tempes. Les bains, les cataplasmes de
persil, les sangsues n'apportent aucun soulagement.
Une troisième grossesse développe tous les phénomènes pathologiques avec une énergie fâcheuse.

Je soumets la malade à l'usage de la pommade et
au sirop de perchlorure de fer. Ce médicament a
l'avantage d'amender tous les symptômes, et de faire
disparaître, après un traitement assez long, la constipation et les tumeurs variqueuses. La malade jouit
depuis ce moment d'une santé parfaite, sans qu'elle
soit troublée par une incommodité, même la plus
légère.

L'histoire des hémorrhagies capillaires est l'histoire maladive de la vie humaine. Les médecins de
toutes les époques ont fait des recherches pour

connaître les causes probables de cette maladie, quelquefois légère et salutaire, mais le plus souvent fâcheuse par sa persévérance ou ses retours réguliers et irréguliers.

La menstruation est le modèle initial d'une hémorrhagie native, qui, malgré sa régularité mensuelle, a ses vicissitudes et ses dangers. Toute hémorrhagie, sauf l'hémorrhagie traumatique, est la conséquence d'une modification anormale des solides et des liquides sanguins. Et sans chercher à rappeler les théories et les divisions scolastiques, je dois borner mes soins au simple rôle de l'observation pratique, tout en rappelant à l'esprit, dans l'intérêt de l'art de guérir, les progrès que l'on doit à l'anatomie et à la physiologie.

Galien, doué du génie d'intuition, a bien reconnu la liaison intime des hémorrhagies avec un état morbide du sang, cette chair vivante et liquide, qui porte par la circulation artérielle, la nutrition et la vie dans nos organes. *Huxham* a été plus explicite encore, lorsqu'il nous apprend que le sang est composé de globules et de fibrines. Cette observation physiologique longtemps oubliée, a été confirmée de nos jours par les savantes recherches de MM. Andral et Gavarret, recherches dues au perfectionnement de la chimie moderne. L'étude microscopique de l'anatomie pathologique n'a pas peu contribué à détruire la dédale d'erreurs qui envelopqe l'étude des hémorrhagies, lorsqu'elles se manifestent dans les fièvres éruptives, dans la fièvre typhoïde, le purpura hæmorrhagica et les maladies épidémiques.

Les hémorrhagies ne sont quelquefois qu'un symptôme de la maladie générale, mais le plus souvent ces hémorrhagies prennent naissance dans l'altération du sang et dans celle des propriétés vitales des solides. Aussi le médecin doit toujours mettre un terme aux hémorrhagies, pour que le temps puisse lui permettre de modifier, par les moyens qui sont en son pouvoir, la constitution du malade.

En général le pléthore, l'atonie, l'innervation sont les éléments les plus ordinaires des dispositions hémorrhagiques. L'on a été obligé de mettre en usage tous les moyens pharmaceutiques pour combattre ces dispositions natives ou acquises. Mais il n'entre pas dans mon sujet de remettre en

mémoire tous les médicaments employés contre
les maladies du système sanguin ; je dois me borner à constater par quelques observations recueillies avec soin sur des malades de tout rang et de
tout âge, la puissance hémostatique du perchlorure
de fer, afin de pouvoir porter la conviction dans
l'esprit de tous les praticiens. Et si les expériences
physiologiques et pratiques du perchlorure de fer
sur le système sanguin artériel appartiennent de
droit à *Pravas*, je dois revendiquer avec justice,
que depuis cet ingénieux expérimentateur, je suis
le premier praticien qui aie utilisé pour la première
fois le perchlorure de fer, en soumettant ce sel à
l'action des voies digestives, d'avoir étendu son
usage, soit à l'extérieur, sur les varices, les hémorrhoïdes, les plaies, les maladies parasitaires de la
peau, soit à l'intérieur dans toutes les hémorrhagies
internes suivies ou non d'un mouvement fébrile,
dans les leucorrhées, les blennorrhagies, le croup,
l'angine couenneuse, les catarrhes aiguës et chroniques des poumons, de la vessie, du tube intestinal, de la matrice et de ses annexes : enfin
d'avoir pour la première fois constaté les propriétés

antisyphilitiques et antiscrofureuses du perchlorure
de fer.

5ᵉ OBSERVATION.

Épistaxis. — Perchlorure de fer.

M. R. ., âgé de vingt-deux ans, tempérament
lymphatique. Sous les apparences d'une bonne santé,
le malade est exposé depuis longtemps à un épistaxis
qui se renouvelle deux à trois fois dans la journée.
Les pertes sont plus abondantes, et finissent par être
pour le malade un sujet d'inquiétude. Les douleurs
de tête, les bourdonnements d'oreilles, le refroidissement des pieds, les palpitations du cœur, la pâleur
de la face, la décoloration des lèvres, l'absence momentanée de la mémoire, sont les symptômes qui se
présentent à mon premier examen. Le diagnostic
était facile. L'anémie se présentait déjà avec tous les
symptômes alarmants qui caractérisent cette maladie. Le malade est soumis à l'usage du sirop de perchlorure de fer, à la dose d'une cuillerée à bouche
matin et soir, et à une lotion perchlorurée pour être
aspirée facilement par les narines. Les pertes de
sang diminuent de fréquence et d'intensité; elles
disparaissent sous peu de jours entièrement par le

retour à une meilleure santé qui ne s'est point démentie depuis six mois.

L'hémoptysie est une maladie toujours grave,
et sans partager entièrement l'opinion fâcheuse de
M. le docteur *Louis*, je suis convaincu aujourd'hui
que l'usage du perchlorure de fer, mettant un terme
à l'hémorrhagie pulmonaire, arrête non-seulement
la prédisposition à la phthisie, mais modifie encore
toutes les périodes de cette maladie.

6ᵉ OBSERVATION.

Bronchite chronique. — Hémoptysie. — Perchlorure de fer.

Le nommé P..., âgé de vingt-six ans, d'un tempérament anémique, paraît jouir d'une parfaite santé
sous des apparences d'un bon appétit, avec digestions
faciles et évacuations journalières des matières alvines. Ce malade est sujet à des épistaxis dès l'âge de
douze ans, qui ont dû céder entièrement aux moyens
thérapeutiques ordinaires. L'âge de puberté n'a présenté aucun changement notable dans sa constitution ; mais depuis deux années le malade a été atteint
d'une légère bronchite aiguë qui s'est prolongée avec

toux vive, opiniâtre, accompagnée de sang dans les crachats, plus abondant dans la journée. Cet état hémorrhagique a dû céder à une médication douce et à un régime convenable. Cependant l'hémoptysie s'est manifestée à plusieurs reprises, suivant que le malade s'exposait à la température variable des saisons. Cette hémorrhagie épuise le malade, et donne des inquiétudes sérieuses à la famille qui se décide à confier à mes soins une santé chancelante.

Je constate à ma première visite tous les symptômes mentionnés ci-dessus ; mais de plus une matité à la partie supérieure du poumon droit, avec respiration pénible, toux, suffocation, par l'exercice de la parole. L'état du malade ne me permet pas de faire une saignée dérivative, même légère, et je prescris les boissons pectorales édulcorées avec le sirop de baume de tolu, les bains de pieds et l'huile de ricin.

L'hémoptysie ne cède en rien de sa gravité. Je prescris alors le sirop de perchlorure de fer à la dose de deux cuillerées à bouche par jour dans un peu d'eau fraîche. Au troisième jour de l'usage du sel ferrique, la toux est moins fréquente, moins vive ; le sang paraît moins abondant. Les jours suivants, une amélioration sensible a lieu, qui donne l'espérance d'un meilleur avenir.

L'hémoptysie cède à la médication perchloro-ferrique ; le poumon devient plus perméable à l'introduction de l'air ; le bouillonnement sanguin disparaît ; la toux perd de sa fréquence. Le malade repose une grande partie des nuits ; il peut se livrer à l'usage du bouillon et à de légers potages.

Le traitement par le sirop de perchlorure de fer, continué pendant un mois, fait disparaître les symptômes anémiques et amène le malade à un meilleur état de santé. Je visite le malade à quelques jours d'intervalle, et deux mois après de soins assidus, il obtient une guérison qui ne s'est point démentie depuis six mois.

Cette observation est remarquable sous plusieurs rapports thérapeutiques. Le perchlorure de fer n'arrête pas seulement la permanence opiniâtre de l'hémoptysie, mais il modifie encore le parenchyme pulmonaire et devient immédiatement sédatif en calmant la susceptibilité nerveuse de la membrane muqueuse des bronches.

7ᵉ OBSERVATION.

Rectorrhagie chronique. — Perchlorure de fer.

Le nommé C..., âgé de trente ans, était depuis
longtemps sujet à un dérangement intestinal avec
pertes de sang qui mettaient sa vie en péril. Épuisement général, absence d'appétit, digestions lentes,
sensibilité des entrailles, décoloration du visage. Le
malade était arrivé à un état déplorable de maigreur,
lorsqu'il se décide à entrer à l'infirmerie de la prison.
Le 10 janvier 1856, le malade est soumis au traitement du perchlorure de fer, à la dose de trois cuillerées à bouche de sirop par jour. Le malade éprouve
une chaleur insolite, avec constriction dans les voies
intestinales et torpeur dans les membres inférieurs.
Cet effet physiologique du perchlorure de fer est
assez constant dans la plupart des malades, mais se
dissipe assez rapidement. Le onzième jour, le sang
est rendu avec moins d'abondance ; le douzième jour,
même état. Le malade se refuse à prendre le sirop ;
mes conseils lui donnent du courage, et le treizième
jour, il éprouve une amélioration bien marquée : le
sang ne reparaît plus ; l'appétit se réveille ; les aliments sont prescrits avec sagesse ; le mieux se sou-

tient. Je garde le malade pendant dix jours à l'infirmerie. Fatigué de son séjour de repos, il demande et
obtient sa sortie ; mais il en profite pour augmenter
sa nourriture et pour prendre des aliments en plus
grande abondance. Une récidive a lieu, qui oblige le
malade à réclamer de nouveaux soins. Les mêmes
moyens thérapeutiques sont mis en usage ; mais
cette fois, plus sage et plus docile, le malade se rend
à la raison, se modère, reprend des forces, de la
coloration, tandis que son pouls devient plein et régulier. Depuis deux mois, cette amélioration ne s'est
point démentie, et les pertes sanguines n'ont pas
reparu.

La récidive est ici le phénomène le plus curieux,
car ordinairement le succès est franc, légitime et
ne se dément pas.

Je transcris avec satisfaction une note dans laquelle M. le docteur Demarquay a consigné les résultats de quelques essais qu'il a faits, et exprime
l'opinion qui ressort pour lui à cet égard de son
expérience personnelle.

Depuis les travaux de Pravaz et surtout du docteur Deleau, dit notre confrère, j'ai souvent employé

le perchlorure de fer comme hémostatique, c'est-à-dire pendant le cours d'une opération, pour arrêter une hémorrhagie venant d'une petite artère, d'une veine ou des vaisseaux capillaires. Dans ce cas, les résultats ont toujours été très satisfaisants ; c'est surtout dans le cas d'hémorrhagie en nappe que le perchlorure de fer porté à l'aide d'un bourdonnet de charpie, donne d'excellents résultats.

Je n'ai jamais injecté de perchlorure dans une artère ou dans une veine ; mais en revanche j'ai souvent fait et fait faire des injections au perchlorure dans les blennorrhagies et dans les leucorrhées avec des succès divers. Les cas qui m'ont paru préférables sont les écoulements anciens, existant chez des individus blonds, lymphatiques ; dans ces cas, le sirop de perchlorure de fer de M. Deleau, à la dose d'une cuillerée matin et soir, et deux ou trois injections d'une solution de perchlorure à la dose de 20 gouttes pour 100 grammes d'eau, m'ont paru très utiles. Chez les femmes blondes, lymphatiques, j'ai souvent recours aux injections avec le perchlorure et au sirop perchloruré avec avantage. Il est plusieurs cas où je me propose de recourir au perchlorure d'une manière suivie, mais mon expérience à ce sujet n'est point faite.

Voici deux faits dans lesquels l'action du perchlorure a été très évidente, surtout le second où le médicament fut donné en désespoir de cause.

8ᵉ OBSERVATION.

Hémorrhagie intestinale inquiétante. — Insuccès des moyens astringents et hémostatiques ordinaires. — Perchlorure de fer. — Guérison.

Dans les premiers jours d'octobre, je fus appelé à voir une jeune dame âgée de vingt-huit ans, brune, lymphatique, et affectée depuis l'âge de quinze ans d'une hypertrophie du cœur, survenue à la suite d'un rhumatisme articulaire aigu. A cette affection près, cette dame est d'ailleurs d'une assez bonne santé ; elle est bien réglée ; elle a eu un accouchement heureux. Il y a quelques années, elle a eu une hémorrhagie intestinale peu grave, et qui a cédé aux moyens simples employés en pareil cas.

Au commencement d'octobre, à la suite d'un malheur qui la frappa vivement, elle rendit d'abord une certaine quantité de sang mêlé aux matières fécales,

puis, à plusieurs reprises, du sang mêlé de caillots.
Ces accidents duraient depuis quarante-huit heures,
quand je fus appelé. J'examinai avec soin le sang
qu'elle avait perdu, dont la quantité était considérable, et remplissait environ la moitié d'un vase de
nuit de moyenne grandeur. Il était mêlé aux matières
fécales. La malade était sans fièvre.

Je prescrivis le repos, des aliments froids en petite
quantité, des lavements d'eau froide additionnée
d'extrait de ratanhia, de la digitale pour calmer les
mouvements du cœur, et une tisane de grande consoude sucrée avec le sirop de ratanhia.

Ce traitement fut suivi pendant deux jours, sans
avoir de prises sur l'hémorrhagie. Chaque fois que la
malade se présentait à la garderobe, ce qui arrivait
deux à trois fois dans le jour, elle rendait du sang
mêlé de caillots, et le sang coulait tant qu'elle restait
sur le vase de nuit. Sa face était très pâle, le pouls
faible, les forces très diminuées, et l'inquiétude des
personnes qui entourent cette jeune dame avait fini
par me tourmenter moi-même.

C'est alors que j'eus recours au perchlorure de fer.
Je fis continuer les aliments froids et le repos, ainsi
que la digitaline. J'administrai, matin et soir, un

lavement de 200 grammes avec 15 gouttes de perchlorure de fer, et je fis prendre par cuillerées,
d'heure en heure, un julep gommeux avec 15 gouttes
de perchlorure.

Au bout de vingt-quatre heures, il était survenu
une modification notable dans l'état de la malade.
La quantité de sang avait diminué d'une manière
très sensible, et quarante-huit heures après, cette
hémorrhagie inquiétante avait à peu près cessé.

Je continuai pendant plusieurs jours l'usage du
perchlorure de fer. Cette femme est actuellement
dans un état satisfaisant. Mon excellent maître
·M. Ricord, appelé à voir cette jeune dame avec moi,
fut comme moi frappé des effets avantageux obtenus
dans ce cas par le perchlorure de fer.

9ᵉ OBSERVATION.

Vaste 'phlegmon du moignon de l'épaule gauche. — Incisions. —
Injections iodées. — Hémorrhagie. — Traitement par le perchlorure de fer. — Guérison.

Dans le courant de l'été dernier, M. le docteur
Arnal me pria de voir avec lui un jeune homme de
vingt et un ans qui, à la suite d'un effort, avait
éprouvé une douleur vive de l'articulation scapulo-

humérale gauche. Cette douleur avait été suivie d'un phlegmon profond situé sous le deltoïde et le grand pectoral. Quand je vis ce pauvre jeune homme qui a une constitution délicate, il était épuisé par les douleurs vives qu'il avait éprouvées, l'insomnie, et surtout par la formation d'une grande quantité de pus. Le moignon de l'épaule était très tuméfié. Il y avait indication pressante d'évacuer le pus. M. Arnal et moi fûmes d'avis de faire trois incisions : une à la partie supérieure et interne du bras, dans le point le plus déclive de la collection purulente ; les deux autres furent pratiquées, l'une à la partie interne, l'autre à la partie externe du moignon de l'épaule. La quantité du pus évacué fut considérable, et peut être évaluée à un litre au moins.

Il était important de modifier l'état de cette vaste surface suppurante, afin de diminuer la quantité de pus que devait produire un si vaste foyer. Nous décidâmes, M. Arnal et moi, que nous ferions le lendemain une injection de teinture d'iode étendue.

Le jour même de l'injection, il se produisit une hémorrhagie grave dans le vaste foyer purulent que nous avions ouvert la veille. La fièvre, la pâleur, la petitesse du pouls et l'inappétence avaient augmenté.

Je me décidai à faire sortir une partie des caillots sanguins, afin de faire cesser les douleurs très vives tenant à la distension du foyer purulent, et pour prévenir le retour de l'hémorrhagie, je fis une injection d'une solution de perchlorure de fer assez concentrée dans ce vaste foyer. Cette injection suffit pour arrêter l'hémorrhagie.

Les jours suivants, je faisais sortir matin et soir une partie des caillots sanguins modifiés par le perchlorure ; ils étaient devenus noirs, compactes et comme carbonisés.

Une injection de perchlorure de fer est faite tous les matins : 10 grammes pour 200 grammes d'eau ; de plus, nous donnâmes à l'intérieur deux cuillerées de sirop de perchlorure chaque jour, une tisane de quinquina, du vin de quinquina, des bouillons et des potages. Sous l'influence de ce traitement, l'état du jeune homme s'est amélioré ; la fièvre a cessé ; l'appétit et les forces sont revenus.

Finalement, ce jeune homme, que nous crûmes pendant plusieurs jours voué à une mort certaine, finit par guérir.

L'action bienfaisante du perchlorure de fer n'est

point douteuse. Cet agent a arrêté une hémorrhagie
déterminée par une injection iodée. De plus, les injections faites chaque jour avec une solution légère
de perchlorure modifièrent heureusement la suppuration, et je suis convaincu que le sirop de perchlorure de M. Deleau, administré matin et soir, a
contribué à rétablir les forces de ce jeune homme.

10ᵉ OBSERVATION.

Apoplexie. — Hémiplégie du côté gauche suivie d'une hypertrophie
œdémateuse de tous les vaisseaux capillaires du bras paralysé.
— Onze mois de séjour dans les hôpitaux. — Insuccès de tous
les moyens connus. — Perchlorure de fer. — Guérison en quarante jours.

Le nommé P..., détenu, âgé de trente-deux ans,
doué d'une belle constitution, tempérament sanguin
très prononcé. Écuyer de son état, il monte, le
6 septembre 1857, un cheval difficile à dompter.
Épuisé de fatigue avec grand mal de tête, il tombe, à
deux heures du soir, évanoui, frappé d'une attaque
d'apoplexie.

On pratique immédiatement une saignée ; la saignée est renouvelée au domicile. Alors le malade
ouvre les yeux, se met en rapport avec les objets

extérieurs, et voit avec douleur qu'il est paralysé de tout le côté gauche. Frictions avec liniment camphré ; troisième saignée.

Après dix jours de traitement, le visage commence à reprendre sa physionomie normale, et la jambe gauche exécute quelques légers mouvements, avec fourmillement dans la longueur du bras gauche qui augmente de volume et de pesanteur à mesure que la paralysie se dissipe. Le malade, effrayé de son état, se fait transporter à la Charité le 16 septembre, salle de la Vierge, n° 49, dans le service de M. *Velpeau*. Ce chirurgien était en vacances, mais remplacé par M. *Jarjavet* qui prescrit d'abord 35 sangsues, des cataplasmes de farine de lin. Une nouvelle application de 45 sangsues a lieu autour de l'articulation du coude, sans amener un soulagement aux souffrances intolérables du malade, qui se décide à sortir de l'hôpital le 15 octobre, malgré le chirurgien, convaincu d'une fracture ou d'une luxation de l'articulation du coude.

Le malade consulte un autre chirurgien qui prescrit un bain de bras et des cataplasmes renouvelés deux fois par jour. Le 1er novembre, sur l'invitation de son chirurgien, le malade entre à l'hôpital Saint-

Antoine, où, en l'absence du médecin de service, il
pratique trois larges incisions, persuadé qu'il a affaire
à un phlegmon diffus. Les incisions ne produisent
aucune trace de matière purulente, mais un sang rosé
s'échappe abondamment à travers les plaies. On continue l'usage des cataplasmes. Nulle amélioration
dans les douleurs du bras ; les plaies sont longues à
se cicatriser.

Le chirurgien de l'hôpital reprend son service,
examine la position du bras, et fait observer aux
élèves que Dupuytren croyait toujours à l'existence
d'un foyer purulent toutes les fois qu'il y avait apparence d'œdème. Il pratique une quatrième incision
sans résultat, et s'écrie que c'est le premier cas qu'il
observe de cette nature, qu'il en fera part à la Société
de chirurgie, persuadé que bien d'autres praticiens
se seraient trompés comme lui.

Prescription. — Charpie, cataplasmes, frictions
mercurielles, et dix paquets de calomel à prendre
pendant l'espace de huit jours, ce qui détermine la
salivation, l'ébranlement de toutes les dents, mais
sans amélioration, soit dans le volume du membre,
soit dans les souffrances. Le malade réclame sa sortie, avec promesse, qu'il exécute fidèlement de venir à

la consultation tous les deux jours. Il quitte son lit n° 29 de la salle Saint-François, après un séjour dans l'hôpital, du 20 novembre au 4 janvier 1858.

Le malade, sur l'invitation de M. Follin, entre, dans le courant de février, à la clinique de M. le professeur Nélaton, mais n'y fait qu'un très court séjour au n° 12 de la salle des hommes.

Souffrant, découragé, le malade applique de son propre mouvement, du poignet jusqu'au coude, un emplâtre vésicant d'alcool et de poix de Bourgogne. Cette application développe au bout de quelques minutes des douleurs insupportables qui s'apaisent pour procurer, après quinze jours de traitement, un peu de soulagement dans le bras.

Le malade, après avoir consulté inutilement plusieurs chirurgiens, se livre néanmoins avec peine au travail jusqu'au 15 juillet ; mais alors de nouvelles douleurs l'obligent à réclamer les secours de la science. Il entre le 24 juillet à la Charité, au n° 30 de la salle Saint-Jean, pour être exposé pendant quatre mois à la curiosité instructive des élèves, et à l'appréciation scientifique et peu favorable d'un grand nombre de praticiens qui d'ordinaire parcourent les salles importantes du service de la Charité, dans les cas intéressants de nécrose, de cancer, d'infiltration gangréneuse, etc.

Enfin le malade, par suite d'une condamnation, sort de la Charité pour être transféré, le 13 novembre 1858, à la prison des Madelonnettes avec tout son bagage morbide, et de plus un érysipèle autour du bras qui se dissipe et se renouvelle trois fois.

Prescription. — Eau de sureau, cataplasmes de farine de lin, pommade napolitaine et teinture de belladone. Mêmes douleurs, même volume du membre.

Le médecin de la prison, persuadé que la maladie est d'une nature cancéreuse, se dispose à faire conduire le détenu à l'Hôtel-Dieu, lorsque le malade est transféré, le 26 janvier 1859, dans le service de M. le docteur Deleau, à l'infirmerie de la Roquette, dépôt de condamnés.

J'examine avec soin toute la partie malade, après avoir préalablement pris mesure de l'avant-bras qui présente aux deux tiers de sa longueur un pourtour de 41 centimètres, tandis que le bras droit n'a que 26 centimètres de circonférence.

Je prescris immédiatement le sirop de perchlorure de fer, à la dose d'une cuillerée à bouche matin et soir, et l'application de la pommade sur tout le membre. Le troisième jour, un changement favorable a lieu dans les douleurs ; la diminution de grosseur est peu sensible. Aujourd'hui, 3 février, le bras est moins lourd, plus libre dans ses mouvements. Les 4, 5, 6, le malade souffre peu, et la douleur qu'il éprouve est comparable à une cautérisation pratiquée dans l'intérieur du bras. Il éprouve encore des picotements très sensibles, surtout après vingt ou vingt-cinq minutes de l'application de la pommade. Les 9, 10, 11, les picotements sont vagues, moins vifs, plus supportables : le malade les compare à une petite pomme cuite qui se dissout dans les muscles de l'avant-bras, de sorte que le liquide qu'elle répand semble cautériser peu à peu le mal, et cherche à se frayer un passage au dehors.

Le 23 février, le malade éprouve un froissement qui circule dans tout le bras ; il entend un petit sifflement qui retentit jusqu'à l'oreille. Le bras, étendu à côté de son corps, lui fait ressentir de petites secousses. Enfin il éprouve la sensation d'une eau tiède, douce, qui circule principalement dans les articulations et lui procure un grand soulagement. Dès lors, plus de douleurs ni par le toucher ni par la pression ; le volume du bras diminue à vue d'œil sur tous les points.

Le 16, le malade se trouve parfaitement bien ; il a dormi pendant la nuit, depuis neuf heures du soir jusqu'à quatre heures du matin, sans être éveillé par la douleur, ce qui ne lui est jamais arrivé depuis plusieurs mois. Le bien-être augmente tous les jours. Le perchlorure de fer donne un excellent appétit. Le sommeil répare les forces ; toutes les fonctions physiologiques sont régulières ; le bras prend de la vigueur ; les mouvements sont libres, étendus. Le malade peut saisir les objets convenables à ses besoins, les soulever à sa volonté avec précaution, sans réveiller ni malaise ni douleur, et il espère, sous peu de jours, jouir, entièrement guéri, de la liberté de tous ses mouvements.

Le traitement a été de quarante jours, et le détenu a passé deux mois à la prison pour être transféré à Poissy où il finit le reste de sa peine, en jouissant d'une santé parfaite.

Cette observation remarquable sous plusieurs rapports, a été le sujet d'une discussion assez vive dans le sein du conseil académique, avec défense d'une lecture par la raison que je signale à la critique publique les noms propres de quelques sommités médicales, qui n'empêcheront pas l'eau de la Seine de couler, ni le perchlorure de fer de faire son chemin.

11ᵉ OBSERVATION.

Hémathémèse foudroyante. — Perchlorure de fer. — Guérison.

Le nommé M..., détenu, âgé de trente-six ans, d'une haute stature, sec, maigre, d'une constitution bilieuse, se promenait gaiement à neuf heures dans le préau de la prison, lorsque, sans cause connue, il est pris d'un vomissement de sang considérable, vomissement qui se renouvelle deux fois à l'infirmerie, malgré la précaution du pharmacien à donner quatre cuillerées à bouche du sirop de perchlorure de fer.

A mon arrivée, je vois le malade étendu sur le lit, avec un visage pâle, décoloré, l'œil terne, le pouls filiforme et un refroidissement général.

Je prescris une cuillerée de sirop de perchlorure à deux heures d'intervalle ; boissons froides de bouillon, d'eau vineuse ; sinapismes à la plante des pieds, et la chaleur sèche sur tout le corps. L'hémorrhagie cède après vingt-quatre heures. Le malade reste en convalescence pendant quelques jours pour réparer ses forces et sort de l'infirmerie le dixième jour, entièrement guéri.

Quant à la métrorrhagie qui occupe une place si importante dans la pathologie générale de la femme, j'en parlerai longuement lors de l'application du perchlorure de fer sur le système des membranes muqueuses.

En général, le perchlorure de fer ne fait, dans son action médicatrice, aucune différence essentielle entre les hémorrhagies actives et les hémorrhagies passives. L'expérience de tous les instants constate que les hémorrhagies traumatiques, aussi bien que les hémorrhagies qui peuvent avoir lieu dans toutes les périodes d'un avortement ou d'un accouchement après l'expulsion du placenta, quoique naturellement actives, réclament impérieusement l'usage du perchlorure de fer, si le praticien veut éviter des accidents souvent très graves et quelquefois mortels.

Car la nature est toujours elle-même dans ses

actes de destruction ou de réparation, voire même dans l'accomplissement d'une fonction physiologique la plus naturelle. Il arrive malheureusement dans certaines circonstances imprévues, que des symptômes inflammatoires se manifestent, avec frisson, fièvre, douleur locale, orgasme de tous les vaisseaux capillaires, dans la partie frappée d'hémorrhagie, pour annoncer une des terminaisons de l'état pathologique de l'inflammation : la présence de la matière purulente, que je combats avantageusement depuis que je fais usage du perchlorure de fer dans les hémorrhagies qui se perpétuent pendant l'époque de la gestation, ou après l'accomplissement de cet acte important dans la vie sociale de la femme. Quant aux hémorrhagies passives, le perchlorure est l'hémostatique plastique, le plus essentiellement utile à combattre, avec efficacité, la cause morbide qui détériore dans son essence les propriétés vitales du liquide sanguin.

CHAPITRE III.

SYSTÈME MUQUEUX.

Les ferrugineux sont des médicaments qui servent souvent de base aux prescriptions thérapeutiques dans un grand nombre de maladies, dont le caractère initial est une faiblesse radicale qui se manifeste ordinairement sur tout un système organique, ou se localise quelquefois sur un seul organe en particulier.

J'ai été souvent surpris des résultats heureux de l'application du perchlorure de fer dans les pertes utérines, mais le hasard seul m'a fait connaître les propriétés modificatrices de cet agent sur des membranes muqueuses, dans une maladie très fréquente des grandes villes.

Je veux parler de la leucorrhée, ou flueurs blanches, qui ordinairement enlève à nos femmes la
fraîcheur de la jeunesse, pour ne laisser après elle
que des visages pâles, ternes et flétris, avec digestions pénibles, difficiles, accompagnées d'un épuisement des forces vitales, suite inévitable d'une
sécrétion plus ou moins abondante et de couleur
variable. La constitution semble participer au malaise local qu'une fausse pudeur aggrave, pour
exiger, ensuite, des soins longs, fatigants et dispendieux.

Comme je l'ai déjà dit, le hasard seul m'a mis
sur la voie de l'action modificatrice que le perchlorure exerce sur les membranes muqueuses.
L'observation qui m'a fait connaître cette nouvelle
propriété doit profondément changer la thérapeutique des affections des organes génitaux dans les
deux sexes, et jeter peut-être la plus vive lumière
sur un point encore en litige de l'histoire de la
syphilis.

L'analogie aurait pu me conduire à l'observation
que le hasard m'a fait faire, car en réfléchissant à
l'action efficace que le perchlorure a sur les vieux

ulcères, les plaies, et les divers accidents scrofuleux ; je devais être amené à conclure que la même
action se produirait sur les ulcérations, les granulations, etc., du col de l'utérus et de là au catarrhe
utérin et vaginal il n'y avait qu'un pas que l'esprit
le moins investigateur eût à coup sûr et facilement
franchi. Je me suis demandé si cette action modificatrice était exclusive aux muqueuses utérines et
vaginales, ou bien si elle devait s'étendre sur toutes
les muqueuses en général.

En effet, l'homme et la femme peuvent contracter
les mêmes affections morbides, mais la femme
toujours souffreteuse est beaucoup plus disposée à
des milliers de malaises qu'on attribue à sa constitution fragile et à l'acte reproducteur que la nature
lui a confié. Cette différence trouve son explication
dans la différence de la vie sociale de l'un et l'autre
sexe.

La femme par son organisation physique est le
nidamentum de l'espèce humaine. Elle porte en
elle-même les causes d'une foule d'infirmités qui
se développent souvent à la suite de l'acte de reproduction. Soumise à une vie sédentaire, douée

d'une sensibilité extrême, elle est souvent forcée de dissimuler les caprices, les passions qui assiégent son âme. La femme évite, d'ailleurs, par un sentiment de pudeur naturelle, de réclamer les conseils salutaires, mais souvent elle cache aussi par coquetterie ses infirmités secrètes, dans la crainte d'éloigner d'elle les hommages du monde, et cette fausse honte est pour elle la source de désordres organiques souvent très graves.

C'est ainsi que la jeune fille avec l'âge nubile arrive à l'époque d'une fonction mensuelle importante, qui, malgré la sollicitude maternelle, ne s'exécute pas toujours d'une manière régulière.

Ce premier pas est toujours difficile à franchir. On doit surtout redouter à cette époque les maux qui naissent de l'absence d'un bon système hygiénique. Parmi les causes actives qui influent sur la santé plus ou moins incertaine des jeunes filles, combien il y en a-t-il qui restent ignorées? On ne saurait donc trop surveiller ce moment critique. L'âge de puberté doit faire de la femme le *palladium* d'une génération saine et vigoureuse. Il est indispensable que la menstruation se fasse d'une manière régulière et satisfaisante, si l'on veut éviter les hémorrhagies utérines et les hémorrhagies suc-cédanées qui se manifestent sympathiquement sur des organes plus ou moins éloignés. Cette pertur-bation est grave si elle est permanente ; elle amène ordinairement à sa suite les hémoptysies, les héma-témèses, les flueurs blanches, la chlorose, les né-vralgies sympathiques, maladies si difficiles à guérir et qui échappent fréquemment à nos moyens d'in-vestigation dans le traitement thérapeutique.

Le mariage est quelquefois la dernière ressource à laquelle on a recours; on s'y attache alors comme à une branche de salut. Il est vrai que la vie exci-tatrice de l'hymen donne à des organes surpris une modification inconnue, qui change les habitudes, l'économie sociale de la femme. Il est vrai aussi que souvent il en résulte une révolution favorable dans la santé et qu'il met un terme à une foule d'accidents pathologiques.

Mais un autre ordre de fonctions a lieu aussitôt et n'est pas sans péril. La fécondité, qui en est la con-séquence, développe dans l'utérus et ses annexes une vitalité nouvelle. La grossesse arrête souvent, pendant le cours de son évolution, les symptômes fâcheux qui semblent menacer la vie de la femme jusqu'au moment où elle arrive au terme de la grossesse. Alors, en donnant le jour à son enfant, la femme se trouve exposée à toutes sortes de chances périlleuses, qui détruisent les bienfaits d'une dérivation fonctionnelle en développant avec une activité mortelle la prédisposition morbide suspendue pendant l'espace de neuf mois. Ordinairement la santé se soutient, s'améliore ; la femme, reprenant une organisation plus vigoureuse, fait mentir un pronostic fâcheux. Cette existence, presque miraculeusement conservée, reste cependant à la merci de tous les agents désorganisateurs. L'inflammation de la matrice, du vagin, des ovaires, du péritoine, avant-coureurs de l'ulcération, de l'induration, du ramollissement du museau de tanche, est à craindre, si les organes génitaux conservent, au milieu d'une existence sédentaire ou de la vie agitée du monde, la prédisposition à l'état morbide.

Dans cette circonstance, je rappellerai les paroles remarquables du savant *Broussais*, qui confirment par l'expérience les considérations générales de l'illustre *Bichat* sur l'anatomie pathologique.

« Les traits caractéristiques des maladies doivent être puisés dans la physiologie. Formez un tableau aussi vrai qu'animé, du malheureux livré aux angoisses de la douleur ; débrouillez-moi par une savante analyse les cris confus des organes souffrants ; faites-moi connaître leur influence réciproque ; dirigez habilement mon attention sur le douloureux mobile du désordre universel qui frappe mes sens, afin que j'aille y porter avec sécurité le baume consolateur qui doit terminer cette scène déchirante, alors j'avouerai que vous êtes un homme de génie. »

Ces paroles séméiotiques sont applicables surtout aux maladies des femmes qui, par une timidité pudique, comme je viens de le dire, souffrent sans se plaindre, jusqu'au moment où les souffrances, maîtrisant sa volonté, l'obligent à réclamer, un peu tard, les secours de la science.

En tout état de choses, la nature a fait de la femme le chef-d'œuvre de la création. Elle a en partage la beauté ; la douceur s'exprime dans ses yeux ; un sourire gracieux voltige sur ses lèvres de roses; sa poitrine palpitante appelle à son aide un cœur qui réponde à ses désirs ; la forme arrondie de son corps est le séjour des graces ; son bassin osseux, animé par les organes voluptueux qu'il renferme, commande l'amour, le respect, l'obéissance. Et si l'homme, par l'intelligence de son cerveau, est le maître du monde, la femme, par des principes conservateurs et par la savante et merveilleuse délicatesse de son organisation intérieure, est le moule créateur de l'espèce humaine. Mais, il faut le dire, la femme paye douloureusement des dons si précieux par les cruelles maladies dont elle est si souvent victime, et qui se développent fréquemment dans l'utérus.

Cet organe, dans son état de vacuité, est le siége d'une fonction physiologique intermittente qui se régularise tous les mois par une perte de sang. Cette fonction a souvent des prodromes avant-coureurs très pénibles. La migraine, les palpitations du cœur, les vomissements jaunâtres, poracés, une lassitude dans les membres, sont les symptômes sympathiques qui apportent fréquemment le trouble dans les fonctions animales, en déterminant la tristesse, les antipathies, les dégoûts, les caprices les plus bizarres. Dans ces moments de souffrance, la femme est incapable de se livrer aux soins ordinaires de la vie sociale. Les règles une fois établies, les désordres cérébraux disparaissent, la femme rentre dans la plénitude de sa santé.

La menstruation est soumise souvent à l'influence des causes morales et physiques; la plus légère peut en interrompre le cours ou peut favoriser le développement d'une métrorrhagie permanente, régulière ou irrégulière.

Cette importante fonction se fait par l'exhalation des vaisseaux capillaires qui, dans la matrice et ses annexes, est admirablement constituée et par l'abondance des vaisseaux sanguins dont elle est pourvue et par la ténuité extrême de la membrane muqueuse qui tapisse l'intérieur de tous les organes de la génération. Cette membrane muqueuse est si légère que l'épithélium qui la couvre suffit à peine pour la protéger contre les agents morbides et les excitants trop souvent mis en contact avec elle. Son existence resta même douteuse pour le plus grand nombre des anatomistes, jusqu'au jour où les belles expériences de M. le docteur *Raciborski* sont venues leur apprendre que la membrane muqueuse tapisse d'une manière intime toute la surface intérieure de l'utérus, comme on peut s'en convaincre pendant le développement du fœtus.

Mais si une menstruation régulière a pour résultat la cessation de tout état fluxionnaire qui se dissipe en laissant après elle une mucosité plus ou moins abondante que dans l'état normal, il en est tout autrement dans les conditions défavorables.

Si l'hémorrhagie persiste, le sang s'échappe en abondance, suivi de caillots plus ou moins considérables; la métrorrhagie est à son début. A l'inspection par le toucher digital, l'ouverture de l'utérus est plus développée, le museau de tanche est plus mou, le tissu cellulaire sous-muqueux est vasculaire, plus rouge, ecchymosé, tous les organes voisins participent au malaise local. La femme a le frisson, la fièvre, une soif assez vive, elle éprouve des douleurs dans les lombes, dans les cuisses, une pesanteur insolite se fait sentir vers le rectum, les urines sont abondantes ou très rares avec un sentiment de dysurie insupportable. Cet état de souffrances se généralise par les sympathies de tous les organes ; il y a syncope, défaillance, inappétence pour les aliments, trouble dans la circulation. Le pouls est filiforme, intermittent ; la pâleur du visage coïncide avec les tintements, les bourdonnements d'oreilles, les yeux perdent de leur éclat, de leur vivacité ; les forces abandonnent la malade et à l'arrivée du médecin la situation est souvent des plus graves. Dans cette circonstance, le médecin doit conserver sa présence d'esprit pour inspirer la confiance et assurer son diagnostic. Il explore immédiatement, si c'est possible, les parties sexuelles, en débarrasse les caillots et prescrit suivant la gravité de la maladie, les agents puissants de l'hygiène qui peuvent seconder favorablement l'application du perchlorure de fer.

Dans tous les cas, je prescris ordinairement le sirop de perchlorure à la dose d'une cuillerée à bouche toutes les trois heures, pour le continuer pendant plusieurs jours ; je fais une injection à la dose d'un ou 2 grammes de solution à 30 degrés dans la valeur de 200 grammes d'eau, que je réitère suivant l'urgence. Si la perte continue, j'augmente la

dose de la solution ferrique dans la même quantité
de liquide ; enfin si l'hémorrhagie me donne de
l'inquiétude, je ne balance pas. Je laisse à demeure,
à l'ouverture de l'utérus un bourdonnet de charpie,
préalablement imbibé de la solution normale à
30 degrés, sans crainte de déterminer dans les parties sexuelles des symptômes inflammatoires qui
n'ont jamais lieu dans les applications du perchlorure de fer, mais qui se dissipent au contraire sous
l'influence de cet agent thérapeutique.

Ce traitement énergique donne surtout des résultats remarquables dans les hémorrhagies qui se
déclarent à la suite d'un accouchement après la
sortie du délivre, et dans les hémorrhagies qui ont
lieu avant et pendant l'avortement. Dans cette dernière circonstance, j'ai cru remarquer que le sirop
de perchlorure de fer réveille souvent les contractions de la matrice, et je l'utilise toutes les fois que
l'occasion se présente à mon étude.

12° OBSERVATION.

Hémorrhagie pendant l'avortement. — Perchlorure de fer. — Guérison.

La nommée L..., âgée de vingt-deux ans, faible de santé, tempérament nerveux, est prise subitement d'une hémorrhagie utérine dont l'écoulement date depuis deux jours. Je suis invité à me transporter aux Batignolles pour lui faire une visite. J'avais pris, par précaution, un flacon de sirop de perchlorure de fer. Je trouve la malade dans une pauvre chambre, étendue sur un pauvre lit, sans secours, livrée à d'affreuses douleurs, figure pâle, abattue, épuisement général des forces, hémorrhagie permanente ; absence de sommeil depuis quarante-huit heures.

En ma présence, je fais prendre à la malade, dans l'espace d'une heure, quatre cuillerées à bouche de sirop, avec la recommandation d'en prendre une cuillerée à bouche toutes les heures pendant mon absence. Je reviens au bout de cinq heures, l'hémorrhagie s'était arrêtée, mais après avoir eu un sommeil d'une heure, la malade a éprouvé des contractions très vives de la matrice, elle est persuadée qu'elle fera une fausse couche. Reproche de ma part de m'avoir laissé ignorer sa position. Je la touche en effet et mon doigt se trouve en présence d'un corps étranger. L'énergie morale s'était réveillée par le sommeil, le bouillon et le perchlorure de fer. Sous l'influence du médicament, les contractions de l'utérus sont devenues plus fréquentes, et la malade expulse, dans le milieu de la nuit, un fœtus de trois mois. L'hémorrhagie s'arrête immédiatement à l'expulsion du placenta.

Le sirop est continué encore pendant huit jours, et la malade rentre dans les conditions de la vie physiologique, au terme ordinaire imposé par la nature.

13ᵉ OBSERVATION.

Métrorrhagie grave. — Perchlorure de fer. — Guérison.

Madame B..., âgée de vingt-huit ans, d'une constitution nervoso-sanguine, mère de deux enfants bien portants, était souvent affectée de flueurs blanches avec perte de sang. Elle n'était pas sans inquiétude sur cet état anormal de ses organes génitaux, mais soit pudeur, soit ennui de se soumettre à un traitement, elle se résignait à son incommodité et dédaignait de réclamer des soins. Un jour, à la suite d'une grande fatigue, elle fut prise de douleurs dans le bas-ventre avec des élancements dans le vagin, crampes des jambes et lassitude générale; ces symptômes furent bientôt suivis d'une perte de sang assez abondante pour que je fusse appelé et mis en demeure de combattre une hémorrhagie qui devenait inquiétante. Après avoir fait une exploration minutieuse des organes internes de la génération, où je ne découvris aucune lésion organique, et rassuré, d'ailleurs, par l'état du pouls qui était à son rhythme normal, je résolus de mettre à profit les propriétés hémostatiques du perchlorure de fer. Je prescrivis la solution normale à la dose de 2 grammes sur 200 grammes d'eau distillée.

Je fis moi-même les injections au nombre de trois dans l'espace de quarante minutes; la perte de sang ne s'arrêta un peu qu'à la troisième injection. Mais après une demi-heure de repos, je soumis la malade à une quatrième injection, qui arrêta la perte, fit disparaître les douleurs abdominales et les crampes des jambes, auxquelles succéda une espèce de torpeur qui elle-même se dissipa bientôt. Le vagin donna en même temps une sensation de resserrement extrême que la malade exprimait très bien au moment où elle la percevait. Les injections furent continuées pendant cinq jours encore, une soir et matin, et le sirop fut pris pendant un mois. Non-seulement l'hémorrhagie n'a plus reparu, mais les flueurs blanches se sont dissipées, et la malade éprouva un bien inattendu. Ce fut alors, quinze jours après l'accident qui avait nécessité l'emploi du perchlorure de fer, que les organes génitaux furent soumis à l'inspection du spéculum.

Les membranes muqueuses étaient fraîches, rosées, lubrifiées convenablement, sans trace d'ulcération. Le col de la matrice était dans un état complet d'intégrité, et la leucorrhée était complétement guérie. Depuis ce moment la malade a joui d'une santé parfaite.

Si le perchlorure de fer agit sur la plasticité du sang dans des pertes régulières ou irrégulières et pendant l'absence des règles, il modifie à l'instant même le tissu muqueux qui favorise le *molimen hœmorrhagicum*. Les leucorrhées, les blennorrhées, le spermatorrhées, les catarrhes chroniques des bronches, les diathèses croupales, couenneuses, le flux dysentérique, etc., guérissent par l'action modificatrice que le perchlorure de fer exerce sur la

7

texture, la sensibilité et le système sécrétoire glandulaire des membranes muqueuses.

En effet, le tissu muqueux tapisse les cavités internes gastro-pulmonaires et génitaux urinaires. Il se confond à ses ouvertures naturelles avec la peau, qui sert d'enveloppe à toutes les parties extérieures du corps. La membrane muqueuse, composée d'un chorion et d'un épithélium qui la protégent contre les corps extérieurs dont elle s'approprie les éléments, est unie à un tissu cellulaire sous-muqueux qui sert de canevas à toutes les parties voisines. Couverte de villosités, lubrifiée d'une mucosité spéciale, propre à faciliter les mouvements et à recevoir sans danger l'impression des corps dont elle favorise le trajet, garnie de vaisseaux sanguins, d'absorbants, d'exhalants, de nerfs et de glandes sécrétoires, elle est par cela même exposée à une foule d'affections morbides.

Peu de système mérite plus d'attention ; sur lui se passent les grands phénomènes de la respiration, de la digestion, de la reproduction, des exhalations, des sécrétions, etc. En conséquence, il est souvent exposé aux hémorrhagies, aux catarrhes pulmonaires,

aux maladies de la vessie, du vagin, de l'utérus.
L'exfoliation de l'épithélium est déjà un commencement d'ulcération de la membrane muqueuse.
Les inflammations aiguës ou chroniques, les pseudo-
membranes diphthéritiques, les fongosités, les
polypes, les ulcérations simples ou indurées, les
rétrécissements, les névralgies se développent fréquemment sur tout ce système tégumentaire intérieur. Et si la muqueuse participe aux jouissances
de la vie sensuelle et matérielle, elle participe aussi
aux maux qui affligent l'humanité ; car naître est
l'acte sublime de la vie terrestre, et mourir est
l'espérance consolante d'une vie immortelle.

Cette membrane muqueuse est encore soumise
aux lois de l'extensibilité et de la contractilité. La
sensibilité physiologique des muqueuses varie suivant le siége qu'elle occupe et suivant les modificateurs qui se trouvent en relation avec elles. Il est
vrai que ces modificateurs changent de nature sous
l'influence des climats, des saisons, et sont modifiés eux-mêmes par les mœurs, les habitudes des
peuples qui habitent des contrées d'une température variable. Les habitants du Nord n'ont aucune

ressemblance physiologique avec les habitants du
Midi. Que d'intermédiaires entre ces deux zones
opposées? Cette différence de localités est peut-être
la cause probable des dispositions générales aux
maladies épidémiques, et réclament alors l'exécution
des règlements hygiéniques, qui peuvent constituer
un état sanitaire, convenable à favoriser un traitement rationnel et prophylactique. Mais si dans la
plupart des cas, le traitement est soumis à l'influence territoriale, il diffère du moins dans les
maladies qui portent un cachet de stabilité constante
dans leur nature spécifique.

Quant à la sensibilité du système muqueux, elle
est naturellement très prononcée. La nature a distribué avec largesse les nerfs de la vie animale sur
les organes de relation pour qu'ils servent de sen-
tinelles vigilantes à la perception trop vive des sensations extérieures. Cette sensibilité variable d'énergie dans les organes des sens, est uniforme sur les
membranes muqueuses qui tapissent les organes
chargés d'une fonction physiologique de sécrétion.
Il est vrai que l'habitude émousse cette aptitude de
la sensibilité : vive dans la jeunesse, elle perd de

son énergie dans l'âge avancé, pour se réveiller avec force dans les circonstances où la vie est menacée par les causes morbides. Aussi, les fièvres éruptives, les inflammations des organes parenchymateux, la fièvre typhoïde, les virus spécifiques se développent sur la surface muqueuse ou sympathisent avec elle. Ce système est celui qui est le plus ordinairement affecté dans les maladies, surtout lorsque les maladies ont pour cause l'élément épidémique.

Les femmes sont malheureusement sujettes, dans l'entassement des grandes villes, à une hypersécrétion leucorrhéique vaginale périodique ou permanente, qui épuise leur santé et flétrit presque toujours la fraîcheur de leur visage. Cette leucorrhée excorie quelquefois les parties externes, enflamme les bords extérieurs des grandes lèvres et détermine l'ulcération érythémateuse de la membrane muqueuse du vagin et celle du museau de tanche de l'utérus. Le rapprochement des sexes n'est pas sans péril. Elle donne lieu à des blennorrhagies bénignes, qui peuvent inspirer la méfiance dans les ménages les mieux assortis. Cette hypersécrétion variable de densité, de couleur, qui va du blanc à un liquide verdâtre, jaune, agit sympathiquement sur les fonctions digestives, qui mal faites, loin d'être réparatrices, épuisent les forces des malades.

Je soumets, dès lors, tous les malades de cette catégorie à l'action complexe modificatrice du perchlorure de fer; au sirop à la dose d'une cuillérée à bouche matin et soir, et à deux ou trois injections par jour à la dose d'un gramme de solution à 30 dégrés dans 100 grammes d'eau, dont j'augmente la proportion, suivant la gravité du mal et suivant l'effet que je veux obtenir. Je prescris ensuite un régime hygiénique convenablement adapté à la position digestive des malades, de manière à pouvoir favoriser l'efficacité de la médication, qui, employée pendant quelque temps, procure définitivement la santé et la fraîcheur habituelles.

14ᵉ OBSERVATION.

Abaissement de la matrice. — Flueurs blanches. — Symptômes protéiformes hystériques. — Syncope. — Perchlorure de fer. — Guérison.

Madame **D...**, âgée de vingt-quatre ans, tempérament lymphatique, d'une belle constitution, mais d'une obésité remarquable, est mariée depuis trois années sans avoir le bonheur d'être mère. Cette jeune dame a été toujours mal réglée ; mais en revanche flueurs blanches en abondance, boule hystérique à la gorge, syncope à la suite des repas ou d'un exercice trop prolongé, grande difficulté de se mouvoir.

Le médecin de la famille a prescrit, mais inutilement, à la malade, tous les moyens que la médecine dispose dans un pareil état pathologique.

Le mariage a lieu dans l'espoir que l'excitation conjugale rétablira l'équilibre dans les fonctions perverties de l'utérus. On obtient un effet contraire, les symptômes augmentent avec intensité, et les approches du mari étant douloureuses sont supportées avec répugnance. L'acte vénérien est toujours imparfait, èt fréquemment suivi d'accidents hystériques, de palpitations du cœur, de migraine, et du clou hystérique à la partie supérieure du crâne. La malade est sans fièvre, a bon appétit, mais l'obésité augmente. Absence de menstrues, lassitude dans les jambes, et la malade au repos semble jouir d'une santé parfaite.

Les bains froids, les antispasmodiques sous toutes

les formes, les purgatifs, les amers, etc., ne procurent qu'un soulagement momentané. La malade
arrive à Paris, et vient réclamer mes conseils et mes
soins.

Après une conversation assez longue, la malade se
soumet, non sans quelques difficultés, à un examen
qui nous met à même de connaître la cause de tous
les désordres fonctionnels. Les lèvres extérieures de
la vulve sont rouges, enflammées, œdémateuses. La
membrane muqueuse, sans être altérée, est plus colorée que dans l'état physiologique ; mais elle est
lubrifiée d'une quantité considérable de flueurs blanches de couleur de blanc de lait et entièrement
liquides. Le toucher nous met en présence du corps
de la matrice qui se trouve fortement abaissée et
déviée à gauche avec hypertrophie de l'organe. Nulle
trace de lésion organique ; sensibilité des entrailles,
ballonnement hystérique de l'abdomen, pesanteur
sur le rectum ; constipation permanente, nulle trace
de vaisseaux hémorrhoïdaux, sensibilité vive à l'émission des urines, œdème des malléoles des pieds,
difficulté très grande de se mouvoir avec aisance.

Je prescris immédiatement le sirop de perchlorure
de fer à la dose ordinaire, une cuillerée à bouche

matin et soir, et de plus une injection tous les deux jours avec un gramme de solution normale dans la valeur de 100 grammes d'eau. Sous l'influence de cette médication, la malade éprouve une amélioration notable dans tous les symptômes concomitants. La leucorrhée se dissipe sensiblement ; le phénomène hystérique se modifie soit dans sa fréquence, soit dans son intensité ; la matrice éprouve du retrait par la diminution de son développement antérieur. La malade rend les urines sans douleurs, et l'œdème des grandes lèvres est réduit à la moitié de son état primitif. La malade conserve toujours un bon appétit, se livre plus longuement à l'exercice de la marche ; enfin l'acte vénérien s'accomplit entièrement sans de trop vives douleurs. Il y a eu une apparence de flux menstruel. Ce retour inspire une confiance dans l'efficacité du perchlorure de fer, et la malade s'abandonne à mes soins dans l'espoir de devenir, comme les autres femmes, apte à la fécondation.

Après six mois de traitement hygiénique et thérapeutique, la malade est arrivée par la volonté à obtenir la guérison de ses souffrances. Le perchlorure de fer a ramené tous les mois l'époque des règles qui, par leur retour régulier, ont dissipé les symptômes fâcheux de la maladie.

15e OBSERVATION.

Leucorrhée. — Ulcérations. — Perchlorure de fer. — Guérison.

Madame K..., âgée de quarante ans, tempérament nerveux, constitution fragile, visage pâle, souffreteux, mère de deux enfants, est depuis longtemps sujette à un flux leucorrhéique muqueux qui contribue à lui enlever les forces. La membrane muqueuse vaginale, vivement colorée, sécrète une mucosité abondante, épaisse, de couleur jaune, verdâtre, qui, par son âereté, excorie toutes les parties externes. Nettoyée de son mucus, la membrane muqueuse présente à la vue de petites plaques ulcérées sous forme aphtheuse, mais sans nulle trace d'induration. Cette hypersécrétion muqueuse donne à la malade des maux d'estomac avec crampes, accompagnés d'inappétence, de sensibilité des entrailles, de dysurie fréquente et de faiblesse dans les membres inférieurs.

La malade a fait d'elle-même des injections avec l'eau de guimauve, de pavot, de feuilles de noyer, d'eau blanche, sans obtenir un soulagement à ses maux.

En désespoir de cause, cette dame est venue réclamer mes soins. Après un examen attentif des parties lésées, je l'ai soumise au sirop de perchlorure, et à deux injections d'eau perchlorurée à la dose de 2 grammes de solution pour 200 grammes d'eau.

Cette médication énergique, secondée par une alimentation convenable, a eu l'avantage, au bout de six semaines, de triompher de la leucorrhée, de cicatriser les plaies ulcérées, et de modifier tout à la fois la muqueuse vaginale et la constitution générale.

16e OBSERVATION.

Leucorrhée. — Ulcération du col de l'utérus. — Granulations. — Perchlorure de fer. — Guérison.

Madame R..., âgée de quarante-quatre ans, tempérament bilioso-sanguin, d'une constitution assez robuste, mère de plusieurs enfants, est sujette depuis dix-huit mois à des pertes sanguines plus ou moins abondantes, suivies d'un écoulement leucorrhéique; constipation permanente; hémorrhoïdes. Visitée au spéculum, la matrice me fait voir une plaie saignante, assez profonde, de la largeur d'une pièce de 50 centimes, située à la partie antérieure et inférieure du col, avec granulations à la partie gauche de cet organe. La malade est sans fièvre, et n'éprouve que de légères douleurs avec pesanteur sur le fondement.

Je cautérise l'ulcère avec la solution de perchlorure de fer à 45 degrés. Je badigeonne les granulations avec le même liquide. Le lendemain, je prescris deux injections pour la journée, à la dose de 2 grammes dans la valeur de 100 grammes d'eau, et je fais appliquer dans l'intervalle un tampon de charpie préalablement garni de la pommade perchlorurée. Le sirop est administré à la dose ordinaire de deux cuillerées à bouche.

La malade a suivi ponctuellement son traitement; elle a eu l'avantage de voir dissiper, après son usage pendant trois mois, l'ulcération, les granulations, les hémorrhoïdes, et la membrane muqueuse rectale a repris ses fonctions d'une manière régulière. La santé n'a point été altérée depuis un an.

M. le docteur Duparcque a eu raison de dire que l'utérus peut être le siége de tous les genres de lésions organique, physique et vitale, et d'altérations organiques que l'on voit dans tous les organes de l'économie. Cette disposition morbide tient à la disposition anatomique et à la composition organique de la matrice. On y trouve du système séreux, du système muqueux, une trame cellulo-fibreuse, un système vasculaire susceptible d'un grand développement, des vaisseaux lymphatiques, des nerfs du double appareil *cérébro-rachidien* et ganglionnaire, enfin un tissu propre de nature musculaire. L'utérus peut donc présenter toutes les maladies dont chacun de ces tissus est susceptible d'être spécialement affecté, et propres à chacun de ces systèmes organiques.

Malheureusement les femmes ne réclament les secours de la science que lorsque la maladie de l'utérus dure depuis longtemps, pour se présenter souvent avec un état général d'anémie constitutionnelle et quelquefois avec les symptômes effrayants de la chlorose.

Qu'est-ce que la chlorose ?

La chlorose est une maladie dont la cause réside ordinairement dans le trouble d'innervation du système *cérébro-spinal* qui se manifeste souvent à l'âge de puberté de l'un et l'autre sexe, mais plus particulièrement à l'époque nubile de la jeune fille, alors que le travail mensuel se réveille et que la matrice n'a pas encore donné des preuves de son existence.

Cette manière de voir dans une question d'une si grave importance, au milieu de la diversité d'opinions de praticiens recommandables sur la chlorose, me donne le double avantage d'établir dans le désordre d'une fonction physiologique, le départ des chloroses idiopathiques et sympathiques, et m'autorise à préconiser, d'après l'expérimentation, la puissance d'un médicament unique pour base générale de traitement.

. En effet, les praticiens ne sont nullement surpris d'observer un trouble physiologique dans les liquides et les solides, toutes les fois qu'une cause morbide détruit l'harmonie du système nerveux, qui lui-même concourt par les liens anatomiques à la perfectibilité de la nutrition et au perfectionnement de la vie de relation. En conséquence, une chymification alimentaire mal élaborée ne peut donner au sang les qualités physiologiques nécessaires à pouvoir réveiller dans le système *cérébro-spinal* les propriétés vitales qu'il est chargé de distribuer sans cesse dans l'organisme. Et la santé demeure profondément altérée, si un modificateur thérapeutique ne vient dissiper l'élément morbide, en modifiant la vitalité de la fibre nerveuse, pervertie elle même dans ses perceptions physiologiques. Comment pourrait-il en être autrement dans une maladie où le sang est altéré d'une manière si profonde, où il porte sa fâcheuse influence sur tous les tissus, sur tous les organes qui en ressentent différemment les effets, suivant que le système nerveux, cet autre autre élément essentiel de l'organisme, éprouve dès l'origine des effets fâcheux plus ou moins marqués.

« Longtemps après la naissance, dit *Bichat*, et même pendant tout l'accroissement, le système nerveux et le cerveau qui en est le centre, prédominent sur les autres systèmes par leur développement, cependant cette prédominance n'est pas uniforme à toutes les époques ; elle va toujours en diminuant jusqu'à l'âge de la puberté, où le système nerveux se met en équilibre avec les autres, et où ce sont les organes génitaux qui lui succèdent dans la supériorité qu'il présentait. A la puberté, l'empire du cerveau qui s'est sensiblement effacé, fait place à celui des organes génitaux qui prennent un accroissement subit. Les nerfs cérébraux me paraissent avoir plus d'influence sur leur développement comme celui de la plupart des autres systèmes. Remarquez en effet que tous les phénomènes de la génération sont présidés par les forces organiques, lesquelles, comme nous l'avons vu, sont absolument indépendantes des nerfs. » Aussi avec quelle rare sagacité, l'illustre maître distribue, par une savante dissection anatomique, à chaque système nerveux de la vie animale et de la vie organique, une indépendance relative, qui par son unité commune entretient l'équilibre des fonctions physiologiques et donne à l'observateur le moyen de reconnaître si l'harmonie générale n'est point interrompue par des désordres pathologiques.

C'est aussi à cette prédisposition nerveuse que l'enfance doit la fréquence aux convulsions qui dépendent de l'encéphale ; c'est aussi à cet âge que l'on observe le plus de maladies organiques dans le cerveau, la moelle épinière, les nerfs ou les organes qui en dépendent ; tandis que la nymphomanie, le satyriasis, l'anémie, la chlorose sont, par suite d'une vive excitation des organes génitaux, les maladies ordinaires de l'âge adulte.

On ne doit jamais perdre de vue qu'à cet âge

nubile de la jeune fille, dont la vie toute végétative, entourée d'espérance et d'avenir, est soumise à l'influence de toutes les causes perturbatrices, la joie, la tristesse, les plaisirs folâtres, les peines physiques ou morales, relatives à son âge, cachent fréquemment, sous les apparences d'une santé brillante, le germe souvent pernicieux d'une cause morbide, qui échappe quelquefois aux yeux de la sollicitude d'une mère. Que de malaises fugaces, que de légers soucis cachés, sont perçus et oubliés, sans que la jeune fille ait eu la pensée d'en faire une plainte, dans le désir d'éloigner d'elle les reproches injustes ou les soins minutieux qui fatiguent souvent sa raison, soit par l'injustice des uns, soit par l'inquiétude naturelle des autres? La jeune fille est malheureusement sujette à des migraines légères, des palpitations du cœur, à un dérangement passager des voies digestives, accompagné de constipation, où d'un dérangement intestinal d'une périodicité variable. Souvent au milieu des plaisirs enfantins la tristesse s'empare de son âme, sans qu'elle puisse en connaître l'importance, qui développe en elle un trouble intérieur, pronostic de désordre plus sérieux, si une cause inopportune vient à frapper l'impressionnabilité de sa jeune et fragile nature.

Heureusement, si les causes de la maladie restent ignorées, la chlorose manifeste du moins ses effets pathologiques par des symptômes d'une fidélité constante. Elle est rarement mortelle et elle est facile à reconnaître par les symptômes concomitants, tels que la pâleur, l'insensibilité de tout le corps, les goûts, les perceptions les plus bizarres, la paresse de l'intelligence et l'apathie des mouvements volontaires. Mais la pâleur est toujours le cachet initial de la maladie. Aussi *Hoffeman* a cru reconnaître que le symptôme de coloration variable était dû à une quantité moindre de la matière colorante qui se dépose dans le réseau vasculaire sanguin. Il est vrai que le sang est moins riche en globules sanguins, plus séreux que dans l'état de santé; que la fibrine est plus blanche, plus molle, et que la matière colorante s'en sépare plus aisément par un léger lavage. Le sang chlorotique étant privé de la quantité de fibrine et de fer, qu'il contient habituellement dans l'état physiologique et le sérum étant au contraire en plus grande quantité, on conçoit aisément que le fluide sanguin ne peut exercer, sur les propriétés sensitives et motrices de nos tissus, cette influence vivifiante que lui donnent la fibrine et la partie colorante. Cependant l'albumine et la fibrine continuent d'entretenir dans la chlorose la nutrition et les sécrétion, mais la masse du sang échange son caractère artériel contre un lymphatique, en raison de la diminution de fibrine, de cruor et de fer.

Cette transformation maladive est la conséquence d'un trouble d'innervation du système nerveux *cérébro-spinal*, qui, primitivement affecté, devient permanent et porte dans l'ensemble de la vie une perturbation toujours fâcheuse, qui réagit gravement sur les fonctions digestives et sur l'hématose ou sanguification pulmonaire.

M. le professeur Trousseau écrit que sur vingt femmes chlorotiques, il y en a dix-neuf qui sont affectées de névralgies, ce qui annonce la vive excitation de l'appareil *encéphalo-rachidien* dans les personnes affectées de chlorose. Elles conservent, il est vrai, l'intégrité de leurs fonctions, seulement elles semblent frappées d'asthénie.

Les pathologistes déclarent que la chlorose établit son droit d'élection sur les organes génitaux ; que la menstruation est pervertie, souvent accompagnée de névroses de l'appareil digestif, avec palpitations du cœur, flueurs blanches avant ou après les règles; que la leucorrhée peut devenir permanente ; mais l'expérience de tous les jours apprend que, sans dérangement du flux mensuel, la chlorose commune chez la jeune fille nubile est fréquemment la conséquence d'un trouble nerveux *cérébro-spinal*, qui établit quelquefois sympathiquement son influence locale sur l'utérus et ses annexes.

Car la femme chlorotique se plaint fréquemment de sensations douloureuses dans les nerfs du cou, de la tête, du fond de l'orbite. Elle éprouve des frayeurs nocturnes, elle est tourmentée d'étouffement, cauchemar, incube qui la suffoquent et l'empêchent de parler. Elle est souvent sous l'empire de la tristesse, de la mélancolie, elle recherche la solitude pour pleurer et pour se livrer sans contrainte aux réflexions pénibles que fait naître la maladie. La vie lui est à charge.

Quoi qu'il en soit de toutes ces explications, je me suis convaincu par une étude expérimentale basée sur un grand nombre de faits, que le perchlorure de fer, par sa solubilité facile, est le sel le plus facilement absorbé pour combattre avantageusement la chlorose et l'anémie. Ce qui lui donne une supériorité incontestable sur tous les autres ferrugineux, de pouvoir, par son action complexe, modifier la membrane muqueuse, dans les maladies catarrhales des poumons, de la vessie, de l'utérus et du tube intestinal, et d'arrêter avec avantage les symptômes concomitants de la fièvre typhoïde, de la fièvre jaune, dans leur période de destruction générale soit dothiénentérique, soit hémorrhagique. Enfin le perchlorure de fer est un antiputride précieux de l'empoisonnement pyohémique de la fièvre puerpérale, de la variole confluente, des foyers purulents à la suite des opérations et des plaies à grande surface ; il rétablit les forces digestives, qui, élaborant un chyle plus réparateur, amènent une convalescence rapide, signe certain du

rétablissement de l'équilibre dans toutes les propriétés vitales de l'organisme.

17ᵉ OBSERVATION.

Chlorose grave. — Perchlorure de fer. — Guérison.

Mademoiselle P..,, fille d'un marchand de tableaux,
âgée de vingt ans, tempérament lymphatique nerveux. Dès le jeune âge, elle éprouva les premiers
symptômes de la chlorose, visage pâle, yeux tristes,
sans expressions, nonchalance habituelle, Arrivée à
l'âge de seize ans, la menstruation s'établit d'une
manière irrégulière, malgré la régularité de toutes les
autres fonctions. Dès ce moment le malaise devient
général, la malade a des goûts bizarres, les digestions
deviennent pénibles, elle éprouve des palpitations du
cœur, des défaillances ; le sommeil agité est troublé
par des frayeurs nocturnes, et, malgré l'usage des
ferrugineux employés pendant deux ans, la maladie
ne cesse de développer sa funeste influence sur toute
l'économie.

A ma première visite, je trouve la malade assise
dans un coin du magasin, triste, morose, indifférente
au monde extérieur, d'une pâleur extrême. La cou-

leur du visage est terné, verdâtre, avec lèvres décolorées, regard incertain, pouls filiforme, intermittent, bruit de soufflets dans les carotides, tintements d'oreilles. Les fonctions assimilatrices s'exécutent mal et pervertissent les fonctions de rélation. Il y a manque d'appétit, la constipation est opiniâtre, la marche pénible, et les forces sont épuisées.

La malade est mise à l'usage du perchlorure de fer, deux cuillerées à bouche de sirop dans la journée, rien que des rôties pour nourriture et du bon vin.

Après vingt jours de traitement, une amélioration se manifeste dans l'état de la malade. Elle est bien plus sensible dans l'espace d'un mois. Les forces renaissent, la coloration se dessine sur les vaisseaux capillaires de la peau, la circulation sanguine est plus énergique, la marche est plus assurée, le sommeil plus tranquille, les aliments sont pris avec plaisir, même avec voracité, sans que la malade puisse attendre les heures du repas.

Dans l'espace de deux mois, la situation de la malade n'est plus reconnaissable, la tristesse est bannie de son cœur, la joie brille sur son visage, les yeux ont une expression vive de douceur, les lèvres sont colorées, les fonctions naturelles s'exécutent avec liberté, et la malade exprime sa reconnaissance, dans le contentement qu'elle a d'aller et de revenir à pied des Champs-Élysées.

La jeune fille jouit aujourd'hui d'une bonne santé, après un traitement qui a duré quatre mois. Toutes les fonctions s'exécutent avec harmonie au retour des attributs gracieux de la femme, force, sensibilité et prévenance.

18ᵉ OBSERVATION.

Chlorose. — Anémie. — Perchlorure de fer. — Guérison.

Mademoiselle E..., âgée de seize ans, tempérament lymphatique. Dès l'âge de douze ans la santé de la jeune fille a été chancelante, à la suite d'une contrariété assez vive avec ses compagnes d'étude. Elle a eu pendant deux jours une migraine intense à la tempe droite accompagnée de troubles dans les voies digestives, ce qui a réclamé le séjour de l'infirmerie et la suspension du travail pendant quelque temps. Mais il se manifeste par intervalle des symptômes nerveux variables dans leur nature, maux d'estomac, dérangement d'entrailles, crampes dans les jambes, palpitations du cœur. On attribue tous ces malaises à la croissance ou à une préparation précoce des premiers symptômes de la menstruation qui ont lieu à l'âge de treize ans. Avant l'époque des règles, la jeune fille était pâle, décolorée, éprouvait des défaillances à la moindre impression de joie ou de tristesse, elle était naturellement morose et fuyait ses compagnes au milieu de leurs jeux.

Cet état permanent de souffrance donne des inquiétudes à la mère, qui appelle à son aide des conseils du médecin de la famille. Le médecin, après un examen attentif, ne trouvant pas de lésion organique, prescrit un régime approprié à la situation de la malade et administre quelques potions antispasmodiques et l'usage des pilules ferrugineuses de *Vallet*. La malade se trouve assez bien de ce traitement, mais peu de temps après son usage, elle retombe dans le premier état, avec suffocations plus fréquentes, pâleur de tout le corps et faiblesse dans les jambes au plus léger exercice. Les règles depuis quelques mois étaient peu abondantes et toujours suivies avant ou après d'un écoulement leucorrhéique laiteux, avec sensibilité épigastrique, dégoût des aliments, constipation fréquente d'une durée de quelques jours, qu'on dissipe par un purgatif ou par des lavements émollients.

On persiste inutilement dans la médication tonique et
ferrugineuse.

Je suis appelé auprès de la malade, où je constate
tous les symptômes déjà connus, sans qu'il me soit
possible de percevoir le bruit chlorotique des carotides
ou des artères crurales. Le pouls est petit et les bat-
tements du cœur sont peu en harmonie avec les pulsations de l'artère brachiale.

Je prescris alors un minoratif pour débarrasser les
voies intestinales, ensuite le sirop de perchlorure de
fer à la dose de deux cuillerées à bouche dans la
journée. Le médicament nouveau est supporté sans
répugnance, il procure à la malade après vingt jours
une amélioration sensible, soit dans le désir plus franc
de prendre des aliments, soit dans la facilité de rendre
les matières alvines.

La médication perchloro-ferrique est suivie pendant
deux mois avec une constance digne d'éloges. Dès
lors la malade peut se livrer à un exercice assez prolongé soit à pied, soit en voiture. Elle supporte même
avec plaisir les aliments qui étaient un dégoût pour
elle ; les digestions sont plus faciles et par suite d'une
assimilation plus régulière; les règles reparaissent
avec plus d'abondance, sans douleur, et la sécrétion

leucorrhéique se dissipe entièrement. Il a fallu trois mois de traitement pour faire disparaître les névralgies et les désordres développés dans les fonctions organiques. La santé est devenue parfaite, sans que la malade ait pu se plaindre depuis huit mois du moindre malaise.

Ces deux observations sont remarquables sous plusieurs rapports, elles font apprécier la durée peu constante des médicaments toniques, des purgatifs, des ferrugineux, des antispasmodiques donnés sous toutes les formes, tandis qu'elles constatent l'efficacité durable de l'action modificatrice du perchlorure de fer. Cette puissance modificatrice modifie à la fois les voies digestives, dissipe la constipation, met un terme à l'écoulement de la leucorrhée et réduit à néant, par une action sédative qui lui est propre, les névroses dont la cause primitive réside dans le trouble d'innervation du système nerveux *cérébro-spinal*.

En poursuivant mes recherches chimiques sur des maladies de la membrane uréthro-vaginale, je me suis assuré, par l'expérimentation, que le perchlorure de fer avait la même action thérapeutique sur les membranes muqueuses gastro-pulmonaire et intestinale. Une ou deux observations sur chaque maladie, affectant la muqueuse des voies respiratoires et digestives, suffiront à donner le désir au praticien d'expérimenter, dans les mêmes circonstances, l'efficacité de la médication perchloroferrique.

<h2 style="text-align:center">19e OBSERVATION.</h2>

Diarrhée permanente. — Prolapsus rectal. — Relâchement du sphincter. -- Perchlorure de fer. — Guérison.

M. R...., colonel de cavalerie, âgé de soixante-quatre ans, tempérament bilioso-sanguin, sec, maigre, d'une constitution parfaite, n'a jamais fait de maladie sérieuse ; mais il est affligé depuis longtemps d'une diarrhée à retour périodique, devenue permanente, avec relâchement du sphincter de l'anus et de prolapsus rectal. Cette situation se prolonge pendant plusieurs années, sans que le colonel songe à remédier à ses infirmités, ne pouvant se soumettre à un traitement régulier sans interrompre le service militaire. Le moment de la retraite venue lui donne la possibilité de songer à rétablir une santé déjà bien détériorée. Le visage est pâle, altéré ; les forces sont affaiblies, et l'exercice est devenu pénible, même impossible, par la difficulté de pouvoir retenir les matières alvines.

Le malade se livre à l'usage du sirop de perchlorure de fer et aux lavements perchlorurés, à la dose de 2 grammes de solution dans la valeur de 100 grammes d'eau. A la suite de cette médication suivie pendant quatre mois, le malade reprend des forces, le visage se colore, les digestions deviennent régulières, et le colonel a pu pendant l'automne se livrer à l'exercice de la chasse, sans éprouver de dérangement dans sa santé. La diarrhée n'existe plus ; la chute du rectum est retenue par la résistance que lui présente le sphincter qui a repris sa contractilité naturelle.

20e OBSERVATION.

Catarrhe bronchique grave. — Perchlorure de fer. — Guérison.

Le nommé J..., âgé de seize ans, ouvrier en porcelaines, d'une constitution chétive, tousse depuis plusieurs années. A la suite d'un travail pénible, il est subitement pris de frisson, de courbature avec maux de tête, perte d'appétit. Deux jours après avoir été forcé de garder le lit, le malade éprouve une fièvre violente avec insomnie et embarras dans la respiration. Dès lors, la toux devient plus fréquente, accompagnée de crachats sanguinolents ; les symptômes de péripneumonie se déclarent sur toute la partie du poumon droit. Un médecin de l'assistance publique prescrit quelques sangsues à l'anus, les sinapismes aux pieds et des boissons bacchiques. Cet état fâcheux persiste ; la toux est plus intense ; les crachats sales, fétides, sont rendus en abondance ; des sueurs nocturnes, la diarrhée colliquative, se manifestent et épuisent les forces du malade.

Le médecin, en désespoir de cause, cesse le vingtième jour de faire des visites, après avoir porté un pronostic défavorable sur l'issue de la maladie.

Appelé auprès du malade, je constate tous les symptômes indiqués ci-dessus, mais plus graves. La toux est opiniâtre, les crachats abondants, les sueurs continuelles, les garderobes incessantes, insomnie, amaigrissement extrême. Le malade est soumis au sirop de perchlorure de fer, une cuillerée à bouche matin et soir ; boissons ordinaires.

Une amélioration se fait sentir dans les huit premiers jours ; les crachats se modifient dans leur couleur, mais non dans leur abondance ; la diarrhée et
les sueurs sont moins prononcées, mais les douleurs
de tête se déclarent d'une manière violente. Suspension du sirop de perchlorure de fer, prescription de
boissons émollientes.

De ce moment, les crachats, les sueurs, la diarrhée
deviennent plus fréquents. Le malade réclame lui-
même le sirop de perchlorure. On y revient. Son
usage donne de nouvelles forces ; les symptômes
fâcheux s'amendent une seconde fois pour amener
définitivement le malade à un commencement de
convalescence que favorise d'abord une alimentation
légère, pour être remplacée par une alimentation
plus substantielle. Enfin, débarrassé de ses maux de
tête, le malade, après deux mois d'angoisses, est en-
voyé à la campagne. Un mois suffit pour lui permettre
de revenir dans le sein de sa famille reprendre avec
prudence ses occupations journalières.

21e OBSERVATION.

Bronchite chronique. — Perchlorure de fer. — Guérison.

M. H..., âgé de quarante-quatre ans, d'une con-

stitution maladive, maigre, épuisé par les souffrances
d'une bronchite chronique, accompagnée de dyspnée,
de trouble dans la circulation du cœur, de suffocations, surtout pendant la marche, vient réclamer les
secours de la science. Le malade présente un amaigrissement extrême ; l'appétit est nul, et le sommeil est
interrompu par des cauchemars pénibles. Une toux
continuelle, sèche dès l'origine, est aujourd'hui en-
tretenue par des crachats sales, puriformes, qui
agissent comme corps étrangers sur la muqueuse
bronchique.

Le côté inférieur du poumon droit est imperméable
à l'air ; la matité est considérable avec souffle écumeux de la partie supérieure des bronches. Le malade ne peut se coucher que sur le dos, s'il veut
obtenir une respiration plus facile. Point de fièvre ;
chaleur de la peau peu sensible ; pouls intermittent à
long intervalle des pulsations ; lassitude constante
dans les membres ; soif peu prononcée ; haleine mauvaise ; empâtement saburral de la surface plane de
la langue ; mais en général les autres fonctions sont
assez régulières.

Le malade a pris des boissons émollientes, édulcorées, avec le sirop de tolu, de grande consoude

des opiacés, une potion légèrement émétisée, les purgatifs comme dérivatifs, l'huile de foie de morue, et il s'est inutilement appliqué un vésioatoire sur la partie lésée du poumon.

Bien convaincu de l'impuissance des médicaments déjà prescrits, je donne le conseil au malade de se livrer à la médication du sirop de perchlorure de fer qui procure au malade, quelques jours après son usage, un soulagement assez sensible. Le sommeil est moins agité ; l'oppression est supportable ; les palpitations du cœur se calment ; la matité pulmonaire se dissipe ; le poumon devient plus perméable à l'introduction de l'air, mais les crachats restent dans leur état puriforme, et la toux ne cède en rien de sa fréquence.

Le traitement est continué avec opiniâtreté. Le malade supporte sans dégoût le sirop de perchlorure qui, par sa puissance médicatrice, procure une amélioration progressive. L'appétit se réveille ; les forces se raniment ; l'embonpoint a lieu, et la convalescence est suivie, après trois mois de soins, de la guérison complète de la bronchite chronique.

22e OBSERVATION.

Bronchite chronique. — Perchlorure de fer. — Guérison.

Le nommé P..., détenu, âgé de cinquante ans, tempérament sanguin, entre à l'infirmerie, affecté déjà d'une bronchite depuis six mois. Les parties supérieures et postérieures des deux poumons sont engorgées, emphysémateuses ; la toux, incessante, est accompagnée d'un chatouillement insupportable de la gorge, suivie d'une expectoration de crachats écumeux, blanchâtres, filandreux, tellement abondants qu'ils peuvent remplir en quelques heures une grande partie d'un vase de nuit ordinaire.

Le malade a pris des tisanes émollientes, pectorales, opiacées, sans soulagement aucun. Le sirop de perchlorure à la dose ordinaire amène une amélioration rapide, modifie l'hypersécrétion muqueuse aussi bien que la toux. Le malade entre en convalescence, et se rétablit entièrement dans l'espace de six semaines de traitement.

Ces observations sont remarquables dans leurs résultats ; elles révèlent dans le perchlorure une puissance modificatrice. Sous l'influence de cet

agent thérapeutique, la membrane muqueuse, modifiée, ne sécrète plus une matière abondante, elle
fonctionne avec régularité et le sang est contenu
dans les vaisseaux capillaires pour ne plus en sortir.

Enfin le succès est venu corroborer la pensée
de l'expérimentateur, qui a signalé pour la première fois à l'attention médicale l'utilité de la solution du perchlorure dans le croup et dans l'angine
couenneuse, maladies toujours graves et réfractaires
souvent aux moyens connus de la médecine et de
la chirurgie.

Le croup et l'angine couenneuse sont deux maladies identiques dans leur nature. L'une affecte
l'isthme du gosier et l'arrière-gorge, l'autre le
larynx et la trachée; souvent elles se développent
simultanément ou se succèdent l'une à l'autre dans
le même individu. Le croup est à l'enfance ce que
l'angine est à l'âge adulte.

Ces deux maladies sont des inflammations spéciales de la muqueuse laryngo-pharyngienne, qui,
altérée par une cause morbide, transsude avec
rapidité, aux dépens du sang, une matière fibrino-
albumineuse plastique dont le produit constitue les

pseudo-membranes ou fausses membranes diphthéritiques plus ou moins larges.

En général les phénomènes locaux sont accompagnés, pendant leur durée, d'un peu de fièvre et
d'accablement; mais s'ils augmentent d'intensité,
ils se traduisent par les symptômes effrayants de
spasmes du larynx, d'accès de suffocation, l'asphyxie,
dont la principale cause provient d'un trouble
de la sanguification, qui a lieu par l'impossibilité
que l'air éprouve de pouvoir pénétrer à travers les
fausses membranes, dans les voies aériennes des
poumons.

Alors les phénomènes généraux adynamiques
se succèdent avec rapidité dans l'organisme, qui,
exposé à l'action délétère d'un empoisonnement
purulent des pseudo-membranes, apporte dans
toutes les fonctions physiologiques la dissolution
des propriétées vitales et la mort.

Dans tous les cas, ces deux inflammations spéciales sont fréquemment graves, et pour en éloigner la gravité, il faut se hâter d'apporter, dès l'origine du mal, des secours prompts et énergiques,
souvent malheureusement impuissants par le

manque d'un agent, dont l'action spéciale est de pouvoir arrêter les progrès de la maladie, de s'opposer à l'exsudation du produit *fibrino-albumineux*, et de neutraliser énergiquement l'empoisonnement diphthéritique.

Toutes ces conditions se trouvent dans le perchlorure de fer : action astringente, hémostatique, coagulante, tonique.

Je l'utilise toujours avec le plus grand succès, et des médecins distingués l'ont, en désespoir de cause, avantageusement prôné dans les épidémies de croup et d'angine couenneuse, après avoir constaté dans ce médicament une action énergique, bien supérieure aux carbonates, aux chlorates de potasse et de soude, etc., agents fluidifiants du système sanguin.

L'identité de la cause morbide exige l'essentialité de l'agent thérapeutique, ce qui fait que, dans le croup et l'angine couenneuse, je prescris toujours un émétique. Quant à la saignée, soit locale, soit générale, je me réserve de l'employer suivant l'âge du malade, l'intensité du mal et suivant l'état inflammatoire des parties lésées. Je badigeonne

immédiatement le fond de la gorge avec un pinceau trempé dans la solution normale du perchlorure de fer à 30 ou 45 degrés, avec la précaution
de répéter cette manœuvre si la gravité du mal
l'exige. Le sirop est prescrit à la dose d'une cuillerée à bouche ou à café et répétée selon les exigences du médecin. Cette médication énergique est
avantageusement secondée par les boissons pectorales et diaphorétiques, et par une alimentation
proportionnée à l'état présent du malade.

Dans les angines couenneuses accompagnées de
croup, les fausses membranes se continuent avec
celles du larynx ; ces dernières peuvent être atteintes par l'imbibition des premières, avec la solution concentrée du perchlorure de fer ; car son
emploi est toujours utile pour exciter les vomissements qu'on ne peut déterminer par aucun médicament, et la solution de perchlorure de fer, intro-
duite dans le larynx par le moyen des canules, est
souvent préférable à la solution du nitrate d'argent
ou du chlorate de soude, par la raison que ce sel
peut pénétrer complétement les surfaces malades
et être absorbé sans aucun danger.

En effet, l'action du perchlorure de fer sur les productions diphthéritiques, enlevées de la gorge des malades, présente un phénomène chimique assez remarquable. Une pseudo-membrane fraîche ou conservée dans l'alcool, mise en contact avec cet agent, diminue de volume et est en quelque sorte momifiée ; d'un autre côté, en versant quelques gouttes de perchlorure de fer sur une portion de couenne préalablement dissoute dans une solution concentrée de bicarbonate de soude ou d'iodure de potassium, on voit que la matière albumineuse, résultant de la dissolution de la pseudo-membrane, se coagule à la manière du liquide traité par le perchlorure de fer. De sorte que l'application de ce sel avec une éponge ou un pinceau de charpie, sur la muqueuse pharyngienne et les concrétions diphthéritiques, détermine l'expulsion immédiate des mucosités, qui, coagulées par le perchlorure de fer, sont expectorées par le malade, ou restent fixées au pinceau. Les pseudo-membranes minces et peu adhérentes à la muqueuse se détachent aussi immédiatement, tandis que les plus adhérentes ne sont enlevées que par petits fragments, semblables à des fragments de chairs macérés dans l'eau. Mais, à part son action énergique sur les pseudo-membranes et les mucosités, qui obstruent le pharynx, le perchlorure de fer resserre encore les tissus sub-jacents et empêche ainsi de nouvelles exsudations couenneuses. Le filtre organique à travers lequel passe le produit fibro-albumineux qui constitue les fausses membranes est puissamment modifié par l'action astringente et tonique du perchlorure de fer.

Mais pour corroborer l'authenticité des résultats obtenus par l'emploi du perchlorure de fer dans le croup et dans l'angine couenneuse, je transcris volontiers les observations vraiment remarquables de M. le docteur *Silva*. Ce praticien distingué, après avoir inutilement mis en œuvre tous les moyens préconisés contre ces deux maladies, a utilisé avantageusement le sel ferrique dans une épidémie croupale qui s'est déclarée récemment dans la ville de *Bayonne*. Il rapporte huit observations très graves de croup : six d'angine couenneuse avec croup et deux d'angine sans croup.

Après avoir prescrit vainement, dit M. le docteur *Silva*, les moyens ordinaires, j'ai dû recourir au badigeonnage du pharynx avec la solution concentrée à 30 degrés du perchlorure de fer. Chaque fois, cette opération excita des vomissements, une abondante salivation et l'expulsion d'une grande quantité de fausses membranes et de matière concrète. Ce moyen m'a parfaitement réussi pour soulager promptement les malades et modifier favorablement l'affection locale ; mais voyant qu'elle ne suffisait pas pour combattre l'empoisonnement diphthéritique, j'ai, à l'imitation de M. le docteur Deleau, employé intérieurement le sirop de perchlorure de fer dans un peu d'eau, à des doses rationnelles et répétées plusieurs fois dans la journée. Grâce à cette médication, six malades ont guéri après trois à quatre jours, tandis qu'avant l'usage du perchlorure de fer, tous les cas ont été mortels, malgré les diverses médications. Plusieurs enfants d'employés du chemin de fer de ma section ont été victimes de cette cruelle maladie.

23° OBSERVATION.

Angine couenneuse avec croup. — Perchlorure de fer. — Guérison.

Anna Helser, fille d'un chef de train, âgée de onze mois, nourrie au biberon, est prise à la suite de la rougeole d'une angine couenneuse avec croup. Traitée le 25 août par le badigeonnage avec le perchlorure de fer matin et soir, le 27, amélioration subite ; puis les symptômes de l'empoisonnement diphthéritique. Traitement, six gouttes de perchlorure à 30 degrés dans 50 grammes d'eau sucrée pour la journée. Guérison après six jours de traitement.

24° OBSERVATION.

Marie Escheverry, âgée de sept ans, constitution forte, le 26 août dernier est atteinte d'une angine couenneuse avec croup. Le 28, traitée par le badigeonnage, deux fois par jour, amélioration le 29, signes d'intoxications, emploi de la solution ferrique à la dose de 20 gouttes dans 100 grammes d'eau sucrée ; traitement pendant sept jours ; guérison.

25° OBSERVATION.

Jean-Baptiste Tausières, âgé de vingt et un mois,

sujet fort, est pris, le 7 septembre dernier, d'une angine couenneuse avec croup et fausses membranes dans les narines. Le 11, badigeonnage matin et soir, et insufflation d'un mélange de poudre d'alun et de tannin au pharynx et dans les fosses nasales. Intoxication, emploi de la solution du sel de fer à la dose de 10 gouttes dans un demi-verre d'eau sucrée. Traitement pendant huit jours, suivi de guérison.

26ᵉ OBSERVATION.

Angine couenneuse grave. — Perchlorure de fer. — Guérison.

Mademoiselle Amélie D..., ouvrière, âgée de vingt-huit ans, d'un tempérament bilioso-sanguin et d'une belle constitution, est prise d'une angine couenneuse. Il y avait trois jours qu'elle était atteinte, lorsqu'elle réclama mes soins. La distance étant trop considérable pour que je puisse suivre attentivement la malade, Amélie D... est immédiatement transportée dans ma localité. Son état était grave; facies injecté, haleine fétide, engorgement considérable des ganglions sous-maxillaires, surtout du côté gauche, fièvre avec son pouls plein, déglutition difficile suivie de vomissements et d'épistaxis. Le pharynx présente à l'examen une couenne grisâtre, d'une apparence fibreuse, elle recouvre l'amygdale gauche qui est considérablement tuméfiée d'une fausse membrane plus blanche et plus tendre. La luette est largement infiltrée et la muqueuse pharyngienne extrêmement rouge, violacée.

Je fais plusieurs applications de la solution ferrique, avec un pinceau de charpie, sur toute la surface du pharynx. A la seconde opération, les deux couennes se détachent, leur volume a considérablement diminué, elles sont racornies et comme desséchées. La membrane muqueuse occupée par la matière diphthéritique est rouge, mais ne présente aucun écoulement sanguin, et le pinceau est entièrement recouvert de mucosités coagulées avec de petites portions de fausses membranes. La malade éprouve, à chaque application du sel ferrique, une sensation pénible de chaleur, de constriction à la gorge, qui se prolonge pendant quelques minutes. Gargarisme avec une solution concentrée de bicarbonate de soude.

Deux jours de la médication perchloro-ferrique procurent un soulagement remarquable dans tous les symptômes, le facies est moins injecté, les glandes du cou ont considérablement diminué de volume, et la fétidité de l'haleine a complétement disparu, la malade est gaie après avoir passé une excellente nuit.

L'amélioration a lieu tous les jours d'une manière sensible, et la maladie cède à la puissance du perchlorure de fer, à la suite d'un traitement de huit jours.

Je ne puis mieux terminer l'étude des maladies de la membrane muqueuse, qu'en transcrivant la lettre instructive que m'écrit M. le docteur Houzelot, dans laquelle le médecin en chef de l'hôpital de Meaux donne brièvement son appréciation exacte sur les avantages thérapeutiques du perchlorure de fer dans le croup et dans l'angine couenneuse.

« Vous avez désiré, mon cher confrère, savoir s'il m'a été donné de tirer parti, dans ma pratique, du perchlorure de fer; voici en quelques lignes, et particulièrement quant aux affections pseudo-membraneuses, les faits que j'ai observés, qui pour moi établissent que cet agent thérapeutique mérite de fixer l'attention des praticiens. Je regrette de ne pouvoir entrer dans plus de détails.

27e OBSERVATION.

Angine pseudo-membraneuse.

Dans une commune de notre arrondissement, vers la fin d'une épidémie meurtrière à ce point que, dans l'espace de six mois, tous les enfants atteints (20 sur 1, population de 650 individus) avaient succombé, j'ai été appelé à soigner quatre enfants de deux à neuf ans. Jusqu'alors le perchlorure de fer n'avait pas été employé ; je résolus d'en faire l'essai ; le succès fut pour moi. Trois de mes petits malades, tous gravement atteints, ont guéri ; le quatrième, sur lequel je dus pratiquer la trachéotomie, succomba.

Voici la manière dont j'ai agi, et comment je conseillerais de procéder dans l'emploi du médicament.

Soit au début des plaques membraneuses, ou qu'elles soient déjà formées, épaisses même, les déchirer en cautérisant avec un tampon de charpie fortement trempé dans la solution normale, attaquer à plusieurs reprises et de la même manière les plaques au fur et à mesure qu'elles se reproduisent.

Faire prendre de demi-heure en demi-heure une cuillerée à café d'un mélange de 20 à 30 gouttes, suivant l'âge, dans un verre d'eau froide sans sucre :

un peu de lait froid après chaque dose rend le médicament supportable.

Si les fausses membranes, en se détachant à l'intérieur du tube aérien, amènent de la suffocation, faire vomir. J'ai agi ainsi deux fois avec succès chez le même enfant.

On devra prolonger l'usage interne de la solution, en éloignant les doses, jusqu'à ce que les accidents aient complétement disparu, faute de quoi la récidive est à craindre.

28ᵉ OBSERVATION.

Angine striduleuse.

Un enfant d'un arrondissement voisin, âgé de deux ans, fuyant une épidémie meurtrière, vint à Meaux ; le soir de son arrivée, il fut pris de fièvre, de suffocation avec toux croupale, sans fausses membranes apparentes. La solution étendue d'eau, continuée pendant quatre jours, enraya les accidents.

Dans le même moment quelques cas de croup existaient dans Meaux. Un enfant de huit mois présenta tous les symptômes de cette affection ; la médication précédente pendant trois jours suffit à la guérison.

» Voilà tout, cher confrère; excusez, je ne dirai pas ma négligence, mais mes retards.

» Votre dévoué,

» HOUZELOT.

» Ce 12 mars 1860. »

CHAPITRE IV.

SYSTÈME LYMPHATIQUE GANGLIONNAIRE.

Naturam morborum curationes ostendunt.

Il n'est pas toujours facile, en médecine pratique, de donner une appréciation exacte du mode d'application d'un agent thérapeutique. Cette appréciation a été sagement caractérisée par les paroles remarquables de M. le docteur Thierry, dans un exposé pratique d'observations de syphilis consécutive. Ce praticien distingué, loin de méconnaître les travaux de nos devanciers, se fait un mérite, par un éloge convenable, de les rappeler à notre mémoire.

« Il résulte pour moi que, sans nier les bons résultats de l'emploi des iodures de potassium et de mercure dans le traitement syphilitique, je suis autorisé à penser que, dans plusieurs circonstances, les affections vénériennes consécutives sont réfractaires à cette médication iodurée et qu'on peut employer avec succès, en y mettant une certaine réserve, les médicaments qui ont pour eux la sanction des vieux maîtres et l'autorité de la tradition.

» Qu'on me permette de poser une question qui a son importance et à laquelle je vais répondre en peu de mots. Pourquoi le même médicament ne réussit-il pas toujours dans la même affection ? C'est qu'en thérapeutique, il ne suffit pas d'indiquer aux malades les médicaments dont ils ont besoin. Tel médicament dans les mains d'un médecin qui ne suit pas de près son malade, qui n'entre pas dans les détails de l'application des remèdes par lui ordonnés, tel médicament reste impuissant et inefficace, qui réussit parfaitement et à coup sûr dans les mains d'un autre praticien, moins bien instruit peut-être, observateur plus vulgaire, mais dirigeant lui-même le traitement de ses malades, les moindres détails de ce traitement, surveillant tous les pansements avec le plus grand soin.

» Il ne suffit pas de poser dans des livres ou dans des articles élégamment écrits, des principes généraux de thérapeutique, il faut des applications journalières de ces principes, pour qui veut réussir dans la pratique de l'art ; et si à côté de la science spéculative, positive, rationnelle ou empirique, il ne se rencontre pas des praticiens exacts et soigneux, applicateurs des découvertes scientifiques, des manipulateurs habiles et infatigables, la science médicale, à quelque hauteur qu'elle s'élève, à quelque source qu'elle ait puisé ses théories, restera éphémère et stérile. Quelque grande que soit sa science, le médecin doit ne négliger aucun des plus petits détails de son art, se rappelant qu'à l'origine de la médecine, le même homme avait des connaissances sur toutes choses et devait s'occuper de tout. *Harpos* était médecin, chirurgien, il était même pharmacien. Aujourd'hui il y a trois hommes pour un seul d'autrefois.

» Certes, avec les progrès de la civilisation, la spécialité de chaque art est peut-être devenue nécessaire ; mais au point de vue scientifique, au point de vue vraiment médical et dans l'application générale de la science à l'art, la spécialité, quand elle se rattache aux méthodes et aux doctrines générales, peut être souvent dangereuse. »

Je le dis à regret, il en coûte à l'amour-propre de certaines célébrités médicales de préconiser les travaux d'un homme ignoré ; les âmes d'élite, douées d'une indépendance pratique, sont seules capables de donner des preuves de désintéressement d'une franche cordialité.

« *Liberam profiteor medecinam, nec ab antiquis sum, nec a novis ; utrosque, ubi veritatem colunt, sequor* ». Ces paroles de progrès de *Baglivi* me ramènent naturellement au perchlorure de fer.

Si j'ai constaté, par l'observation clinique, la puissance hémostatique du perchlorure dans les maladies du système sanguin ; si j'ai mis en évidence l'action modificatrice que ce médicament exerce sur les membranes muqueuses, dans les maladies qui affectent le système muqueux en général, je suis parvenu à démontrer, par un grand nombre de faits, que le perchlorure de fer est un

agent précieux contre une affection, malheureusement répandue et qui est du domaine thérapeutique
de l'iode, du mercure et de leurs composés chimiques.

Dès lors je me suis occupé de la syphilis. J'ai
soumis au traitement de la nouvelle médication
tous les symptômes primitifs de la vérole. La blennorrhagie a été traitée par le perchlorure de fer.
Cette maladie difficile à guérir, sujette à récidive au
moindre écart hygiénique, incommode par l'hypersécrétion qui s'échappe constamment du canal de
l'urèthre, a trouvé dans le perchlorure un agent
thérapeutique d'une grande efficacité.

Si la blennorrhagie bénigne se dissipe quelquefois d'elle-même, par le repos absolu de l'organe
malade et par le simple usage des boissons émollientes, la blennorrhagie intense parcourt ordinairement toutes les périodes de l'état inflammatoire
aigu, accompagnée de symptômes douloureux dont
la cause est due à la virulence blennorrhagique, ou
seulement à l'idiosyncrasie de la personne affectée.
Les antiphlogistiques, les opiacés, le camphre, etc.,
modèrent très souvent les symptômes inflamma-

toires, qui cèdent leur place à un écoulement muqueux permanent, période qui constitue la blen-
norrhée catarrhale syphilitique.

Cette période de la blennorrhagie est souvent le
symptôme syphilitique le plus difficile à guérir.
Elle a exercé la sollicitude de tous les praticiens
qui se sont mis à rechercher des médicaments spé-
cieux, capables de modifier l'état morbide de la
muqueuse du canal de l'urèthre. Mais si le traitement prescrit au malade est mal dirigé, dans le
principe de son application, le membre préputial,
par la nature de sa forme, par la texture délicate
de ses tissus, par l'étroitesse naturelle de son
ouverture, est exposé aux accidents fâcheux du
phymosis, du paraphymosis, à l'hémorrhagie uréthrale et au rétrécissement du canal urinaire.

Cependant la pharmacie ne manque pas de res-
sources pour obtenir la guérison de cette fâcheuse
maladie : les praticiens, selon leurs désirs, peuvent
utiliser avantageusement le tannin, le ratanhia,
l'alun, le cubèbe, le baume de copahu, les injections aromatiques au vin, au nitrate d'argent.

Tous ces médicaments ont une manière différente d'agir sur les organes génitaux urinaires et sur l'économie en général. Les uns agissent par un principe tonique, astringent; les autres agissent sur l'organe affecté, par une action sympathique, peu appréciable à nos sens. Mais si le plus grand nombre des malades éprouvent les bienfaits de la médication prescrite, d'autres sont moins heureux. Que de victimes réfractaires aux moyens connus, emportent avec elles une infirmité pénible, qui les oblige à réclamer, du charlatanisme même, un adoucissement à leur fâcheux état!

Une position médicale exceptionnelle m'a donné l'occasion d'utiliser, sur une grande échelle, le perchlorure de fer, dans les maladies intimes des membranes muqueuses. Elle m'a donné aussi la facilité de pouvoir constater l'énergie de ce nouvel agent, contre une maladie fréquemment réfractaire au traitement thérapeutique adopté dans la pratique.

Il est vrai que la blennorrhagie se présente rarement aux yeux du médecin dès le début de son apparition, à part les cas où il s'agit de quelques individualités craintives; la maladie, lorsqu'on la fait connaître, a déjà l'existence de quelques jours, et elle ne peut profiter des avantages du traitement abortif de la méthode perchloro-ferrique. Mais on peut toujours, avec certitude, modifier les accidents primitifs par l'usage du sirop au perchlorure. Il arrive souvent qu'on enraye l'état inflammatoire de la blennorrhagie commençante, en prescrivant au malade une cuillerée à bouche de sirop, matin et soir, dans la valeur d'un peu d'eau fraîche.

29e OBSERVATION.

Blennorrhagie bénigne.

M. S..., âgé de trente-deux ans, tempérament sanguin, contracta une blennorrhagie qui se manifesta quarante-huit heures après l'acte vénérien. Ce malade, vierge d'accidents syphilitiques, porte à la partie postérieure du gland un *hypospadias* congénital. Il est soumis à l'usage du sirop de perchlorure de fer qui dissipe, dans l'espace de trois jours, tous les symptômes inflammatoires et l'écoulement qui en est la suite.

La médication perchloro-ferrique peut être employée dans toutes les périodes de la blennorrhagie ; mais en général, elle est plus favorable à l'instant où l'érétisme organique se dissipe et laisse pour cortége un écoulement blennorrhagique plus ou moins abondant.

Dans cette période, le praticien ne doit prescrire qu'une seule injection par jour, injection que le malade conserve quelques secondes dans le canal, en ayant la précaution de pincer les bords du prépuce. Le sirop doit être prescrit immédiatement, trois quarts d'heure avant chaque repas. La guérison a lieu sous peu de jours, sans que le malade ait à redouter pour l'avenir les accidents consécutifs de la vérole.

Les effets produits par les injections chloro-ferriques sont de deux ordres : tantôt les accidents s'amendent et disparaissent par enchantement, tantôt au contraire les symptômes s'aggravent au point d'effrayer sérieusement le praticien inexpérimenté.

Voici, pour faire comprendre toute la valeur de cette différence d'action, une observation de l'une et de l'autre catégorie.

30ᵉ OBSERVATION.

Blennorrhagie. — Perchlorure de fer. — Guérison.

Le nommé M..., détenu, âgé de vingt ans, est atteint d'une blennorrhagie depuis quinze à vingt jours.
La sécrétion est abondante, épaisse, plus ou moins
colorée en jaune, sans irritation vive des parties,
mais accompagnée d'érections nocturnes pénibles.
Le malade entre à l'infirmerie, prend le sirop. Une
injection perchlorurée est faite le matin à la dose
d'un gramme de solution sur 30 grammes d'eau.
J'engage le malade à conserver pendant quelques
secondes le liquide, en pinçant la peau du prépuce
entre ses doigts. La douleur est vive, piquante, de
courte durée. Le lendemain, même opération ; l'écoulement diminue, change de couleur, devient limpide ;
les érections se dissipent entièrement. Enfin, la guérison a lieu après huit jours de traitement, et le malade continue le sirop pendant l'espace de vingt-cinq
jours.

31ᵉ OBSERVATION.

**Blennorrhagie. — Perchlorure de fer. — Suivie de symptômes
inflammatoires plus aigus. — Guérison.**

Le nommé S..., détenu, âgé de quarante ans,

d'une constitution lymphatique, porte depuis six mois une blennorrhagie sans douleur aucune, mais avec sécrétion abondante et sensibilité du canal dans l'acte urinaire. Je le soumets au sirop. La première injection est suivie de douleurs vives avec suspension momentanée de l'écoulement et un léger engourdissement dans les membres inférieurs, phénomène qui se dissipe promptement ; les douleurs cessent ; l'écoulement reparaît avec plus d'abondance. Le lendemain, même injection, mêmes symptômes. Le troisième jour, sous l'empire d'une nouvelle injection, le gland se tuméfie, devient rouge sur ses bords, et toutes les parties environnantes participent à l'inflammation suraiguë. Enfin je prescris une quatrième injection. Dès lors, les symptômes précédents s'aggravent et se compliquent d'une hémorrhagie uréthrale légère et d'une rétention momentanée des urines ; mais instruit par l'expérience, je suspens le traitement pendant six jours, et j'ai la satisfaction de voir que par le repos absolu de quelques jours, les symptômes fâcheux s'amendent, disparaissent, pour donner au malade la joie d'une guérison parfaite à la suite de la médication perchloro-ferrique. Le malade sort de l'infirmerie au bout d'un mois, et se présente pendant quatre mois à la consultation sans m'offrir la moindre trace de symptômes de syphilis consécutive.

Je signale encore, dans l'intérêt du progrès médical, l'écoulement opiniâtre de certaines blennorrhagies, entretenu, soit par la présence d'une bride, soit par une excroissance, et que je combats avec succès par les injections à dose progressive de la solution de perchlorure à 45 degrés.

32e OBSERVATION.

Rétrécissement du canal de l'urèthre. — Perchlorure de fer. — Guérison.

Le nommé L..., détenu, âgé de trente-huit ans, tempérament sanguin, entre le 1er décembre à l'infirmerie pour se faire traiter d'un rétrécissement du canal qui, dit-il, l'empêche de rendre les urines avec facilité. Je sonde le malade, et je trouve en effet un rétrécissement, suite d'une ancienne blennorrhagie, à la partie moyenne et postérieure du canal de l'urèthre. J'engage le malade, dans un moment opportun, à se débarrasser en ma présence des urines

contenues dans la vessie; il pousse avec violence,
mais inutilement. Je l'invite à pousser plus modérément; le jét se manifeste alors, mais l'urine sort du
canal en deux jets divisés et de volumes inégaux. Ce
malade a été cautérisé quatre fois à l'hôpital du Midi
avec succés; mais la récidive a toujours eu lieu peu
de temps après une guérison momentanée.

Je soumets le détenu à l'usage du sirop de perchlorure de fer, et à une seule injection par jour à la
dose d'un gramme de la solution sur 30 grammes
d'eau distillée, dose que j'augmente suivant l'urgence.
Ce n'est qu'après huit jours de traitement que le malade éprouve une amélioration sensible. Cette amélioration se continue de jour en jour, et la guérison a
lieu dans l'espace d'un mois. Le malade sort le
1er janvier, se présente à la consultation pendant
trois mois, satisfait de sa position prolongée. Je signe
son transférement pour une maison centrale du Midi.

Mais je reviens à cette double action du perchlorure que je viens de faire connaître dans le traitement de la blennorrhagie.

Que se passe-t-il dans cette transformation si
subite, et comment expliquer non-seulement cette

différence d'action dans la même maladie, mais encore la vertu hémostatique d'un côté, et de l'autre une propriété diamétralement contraire ?

Évidemment, il y a ici un inconnu qu'il s'agit de dégager, et puisque le médicament reste toujours le même, c'est à l'essence même de la maladie qu'il faut s'adresser.

Deux écoles se partagent le domaine des maladies syphilitiques, l'une reconnaît que la blennorrhagie est toujours une maladie simple, bénigne, catarrhale ; qu'elle ne présente aucun danger dans l'avenir, et qu'elle est tout à fait à l'abri des craintes secondaires, tertiaires, constitutionnelles, de la syphilis. L'autre école soutient une thèse opposée et jette l'esprit dans un doute fâcheux, lorsqu'il s'agit d'instituer un traitement préservatif.

Les deux écoles sont encore dans l'incertitude, s'il faut attribuer l'écoulement blennorrhagique à l'existence d'un chancre ou d'un ulcère dans le canal de l'urèthre. Le doute est bien permis, alors que la sécrétion est d'une nature identique et nullement reconnaissable dans son principe virulent, à moins que l'inoculation ne vienne confirmer la vérité du danger. Mais dans la pratique en ville il est difficile de recourir à ce mode de diagnostic, et tout le monde comprend l'importance qu'acquerrait un moyen sûr et facile de fixer les incertitudes. Le perchlorure de fer serait-il ce moyen? J'en ai aujourd'hui la certitude, par l'étude expérimentale basée sur un grand nombre d'observations cliniques.

Quelle est l'action curative mais inconnue du perchlorure de fer sur les tissus vivants? Je l'ignore encore.

Dans cette occurrence, je crois remplir un devoir en rappelant les paroles remarquables d'un maître habile, M. le docteur *Ricord*, au sujet du traitement des plaques syphilitiques par le chlorure d'oxyde de sodium.

« Dans ce pansement avec le chlorure d'oxyde de sodium et le calomélas, dit-il, il se passe une action chimique qui viendrait à l'appui de la doctrine de M. *Mialhe*, en même temps qu'elle prouverait la vérité de notre manière de voir relativement à l'efficacité du deuto-chlorure de mercure lorsqu'il agit à l'état naissant. En effet, on n'obtient pas des effets aussi nets et aussi tranchés, lorsqu'on fait des lotions sur les plaques muqueuses avec la solution du sublimé.

Le perchlorure de fer ne serait-il pas, par sa composition, un médicament dont la propriété médicatrice modifie le tissu organique dans son application, comme l'expérience le prouve dans les composés de chlorures, d'iodures semblables? Et l'action du fer ne serait-elle pas puissamment modifiée par le chlore, principe comburant du perchlorure de fer?

Quoi qu'il en soit de ces explications, j'estime que le perchlorure de fer, non-seulement tranche la question, comme je l'ai dit précédemment, quand il s'agit de distinguer les blennorrhagies virulentes d'avec celles qui ne sont que de simples catarrhes, mais encore qu'il constitue un spécifique puissant dans la syphilis.

CHAPITRE V.

LE CHANCRE.

Le chancre est le symptôme initial de la vérole. Les syphiliographes reconnaissent deux formes de chancres : le chancre mou et le chancre induré, dit *infectant*. Et, sans avoir le désir de soulever une question de principe, je crois, avec la majorité des praticiens, que blennorrhagie, bubon, chancre, contractés dans un coït impur, transmettent par l'acte vénérien les mêmes accidents syphilitiques, à forme variable de genre et d'espèce, suivant la prédisposition individuelle des personnes qui s'exposent à la contagion.

Aussi *n'a pas la vérole qui veut*, est un axiome faux en pratique. Il est même fâcheux de le propager dans l'esprit de la jeunesse, qui, adonnée à des plaisirs faciles, est déjà trop disposée à la sécurité et à transmettre avec une déplorable légèreté les éléments syphilitiques à toutes les femmes avec lesquelles elle se trouve en contact.

Les maladies vénériennes ont les mêmes terminaisons physiologiques et pathologiques des autres maladies. Elles ont lieu par résolution, par suppuration, par gangrène, par transformation indurée des tissus organiques, souvent accompagnées d'hémorrhagie et de pyohémie fâcheuses.

Dans le plus grand nombre des cas, la cautérisation avec le nitrate d'argent, le vin aromatique, une lotion répétée d'eau tiède, sont les moyens prescrits, dans le but de garantir les parties voisines de l'infection purulente de l'ulcère chancreux.

Je prescris dans le même cas, la cautérisation avec la solution normale perchloro-ferrique à 45 degrés, et le pansement se fait avec la pommade perchlorurée. Cette pommade a le double avantage de neutraliser la virulence du pus, par son action légèrement escharotique, de modifier l'ulcère chan-

creux, qui se cicatrise beaucoup plus rapidement,
et de procurer, par l'action sédative dont le perchlorure de fer est doué, un soulagement dans la
douleur et dans l'état inflammatoire des parties
malades.

Certainement je reconnais avec les syphiliographes, la puissance salutaire, spécifique même,
du tartarte ferrico-potassique; je ne vais point à
l'encontre de la solution iodée, de la teinture de
l'iode étendue, de l'eau chlorurée; mais je donne
la préférence à la pommade perchlorurée, parce
qu'elle possède dans son application une action
complexe qui se manifeste d'une manière authen-
tique sur les parties des malades qui font en même
temps usage du sirop, toutes les fois, surtout, qu'il
s'agit de combattre la diathèse syphilitique, accompagnée d'une constitution délabrée, d'un état d'a-
némie ou de scrofules. Le sirop est prescrit pendant un espace de temps plus ou moins long, avec
absence d'alimentation lactée, qui a le triste avantage de neutraliser toutes les préparations du perchlorure de fer. Que de malades, depuis quatre
années, doivent à la médication perchloro-ferrique,

non-seulement la guérison des symptômes consécutifs de la vérole, mais encore le rétablissement
d'une santé délabrée par les récidives opiniâtres
et la prescription abusive de l'iode et du mercure.

33ᵉ OBSERVATION.

Chancres simples. — Perchlorure de fer. — Guérison.

Le nommé R..., détenu, âgé de vingt-huit ans,
tempérament sanguin, entre à l'infirmerie. Ce malade porte à la partie inférieure et latérale gauche
de la base du gland deux chancres simples, contractés
depuis plusieurs mois. Il n'a subi aucun traitement
antérieur. Les ulcères rendent une suppuration d'un
gris sale; le fond de l'ulcère est déprimé; les bords
sont frangés, mous, sanieux, et le pourtour de la
base du gland est d'un blanc mat. Cautérisation avec
la solution normale à 45 degrés; pansements avec
la pommade perchlorurée; sirop pendant l'espace
d'un mois. Le malade sort de l'infirmerie entièrement
guéri.

34ᵉ OBSERVATION.

Chancres simples. — Phimosis. — Perchlorure de fer. — Guérison.

Le nommé C..., détenu, âgé de trente-deux ans,
tempérament lymphatique, d'une bonne santé, contracta les symptômes primitifs de la vérôle. Ce malade entre à l'infirmerie avec symptôme œdémateux
préputial, déterminé par deux chancres placés à
gauche de la base du gland. Il ne peut sans de vives
douleurs développer à l'extérieur la plus petite portion du gland qui est lui-même rouge, dépouillé de
son épithélium, et enveloppé d'une sécrétion abondante d'un pus de couleur blanc jaunâtre. Les urines
sont rendues péniblement avec de vives douleurs;
retentissement douloureux dans les aines, sans aucune apparence d'adénite inguinale.

Prescription. — Sirop ; injections entre le prépuce et le gland avec l'eau perchlorurée ; pommade
pour pansement, surtout à la partie œdémateuse du
phimosis. Après trois jours de cette prescription, le
phimosis se dissipe ; le gland peut sans de trop vives
douleurs se présenter à l'extérieur, et laisse aperce-
voir deux chancres dont la sécrétion muqueuse est
plus louable pour prendre une couleur moins sale ;

enfin les chancres se détergent ; la cicatrisation a
lieu. Le malade est définitivement débarrassé du phimosis, des chancres après un traitement de trente-
cinq jours.

35ᵉ OBSERVATION.

Chancres. — Phimosis. — Perchlorure de fer. — Guérison.

Le nommé P.., détenu, âgé de vingt-huit ans, venant de la prison de Mazas, entre à l'infirmerie,
ayant contracté la vérole qui se présente avec phimosis accompagné d'un gonflement œdémateux,
ecchymosé des lèvres du prépuce, de la dureté de la
pierre, et de deux chancres placés à la base du gland,
avec un écoulement sale, fétide, abondant ; impossibilité de rejeter en arrière, sans éprouver de grandes
souffrances ; le gland est dépouillé en partie de son
épithélium. Le malade est soumis au sirop, à l'injection et à la pommade perchlorurée. Peu de jours
suffisent pour amener un soulagement notable ; le
prépuce se dégonfle, en présentant une moins grande
dureté ; la sécrétion est moins abondante ; les chairs
sont d'une couleur plus naturelle ; les douleurs sont
supportables ; la cicatrisation des chancres se manifeste franchement, en permettant au gland de se faire

jour avec plus de facilité. Le malade est guéri dans l'espace de quarante jours, alors qu'il était sous l'impression fâcheuse d'une guérison qu'il ne pouvait espérer que dans quelques mois.

Quant au chancre induré, dit *infectant*, et qu'un éminent syphiliographe considère comme l'entité de la syphilisation, il a dû passer à son tour sous les fourches caudines de la médication perchloro-ferrique.

Je cautérise avec la solution normale à 45 degrés. Le sirop, la pommade perchlorurée, sont les agents thérapeutiques que je mets en usage pour combattre les symptômes constitutifs de l'infection constitutionnelle. Mais après six jours de l'application de la pommade, un phénomène bien remarquable a lieu. Le chancre induré se modifie, alors, dans son espèce, éprouve un travail de résolution éliminatoire qui donne à la base du chancre induré tous les caractères du chancre mou ; le chancre se cicatrise avec la plus grande activité. Je laisse aux syphiliographes le soin d'apprécier la valeur de cette transformation si subite que j'ai signalée depuis

longtemps pour la première fois. Dans cette occurrence, le perchlorure est-il neutralisateur, modificateur ? Il modifie le chancre, le cicatrise, c'est le
point important pour la pratique.

36ᵉ OBSERVATION.

**Chancre induré. — Phimosis. — Ecthyma anal. — Ulcérations
syphilitiques phlycténoïdes. — Plaques muqueuses. — Syphilis
constitutionnelle confirmée. — Perchlorure de fer. — Guérison.**

Le nommé **M...**, détenu, âgé de vingt-cinq ans,
lymphatique, d'une belle constitution, cheveux
blonds, peau blanche, rosée, coloration brillante du
visage, contracte un chancre induré pendant son séjour de garnison dans Rome. Ce soldat, frappé d'une
condamnation antérieure à son engagement, est dé-
noncé par un camarade, et il vient subir au dépôt de
condamnés la peine à laquelle il avait eu le bonheur
de se soustraire. Ce malheureux conserve son chancre
pendant six mois, sans réclamer les soins dus à sa
triste position ; il traverse toute l'Italie, et arrive à
Paris dans un état déplorable de vérole constitutionnelle.

Je raconte les circonstances de ce voyage pour
présenter aux praticiens une observation intéressante

de vérole confirmée, avec tous les symptômes syphilitiques qui se sont développés pendant ce long trajet.

Le malade monte à l'infirmerie, et je constate un
chancre induré à la rainure glando-préputiale gauche,
avec phimosis légèrement œdémateux ; de plus, un
écoulement puriforme, d'une couleur blanc verdâtre,
avec impossibilité au gland de se faire jour à travers
l'ouverture naturelle du prépuce, mais sans vive
douleur ni retentissement dans les glandes inguinales.
La syphilis confirmée se manifeste par des ulcérations
dans les interstices de tous les doigts des pieds, par
des plaques muqueuses labiales, par un ecthyma anal
bien étendu entre les cuisses, rouge, violacé et de
consistance granuleuse.

Je prescris d'abord un vomitif pour chasser l'état
saburral des voies digestives, ensuite le malade est
soumis à la médication ferrique. Une injection d'eau
perchlorurée, à la dose d'un gramme dans 30 grammes d'eau, est faite tous les jours entre le prépuce et
le gland ; une cuillerée à bouche matin et soir de
sirop, et la pommade est étendue sur toutes les plaies,
aussi bien que le badigeonnage sur les plaques de la
bouche. Régime tonique, substantiel, avec addition
d'un peu de vin pur.

Les plaies ulcérées des pieds se cicatrisent assez facilement ; les plaques muqueuses labiales disparaissent graduellement sous l'influence escharotique et modificatrice de la solution ; mais la disparition du phimosis, l'ecthyma anal, le chancre induré modifié même dans son caractère primitif, résistent plus longtemps à la médication nouvelle. Le malade guérit, a supporté le traitement avec constance pendant l'espace de quatre mois, sans aucune trace de récidivité après un séjour de six mois dans la prison. Enfin, à la suite d'un transfèrement, le condamné va subir sa peine dans une prison départementale où la puissance curative du perchlorure de fer ne s'est point démentie un seul instant.

37ᵉ OBSERVATION.

Chancre induré. — Bubon à droite. — Perchlorure de fer. — Guérison.

Le nommé B..., âgé de vingt-trois ans, détenu, d'une constitution lymphatique, bien constitué du reste, développé en taille et en embonpoint, se présente à la visite. Ce malade a contracté un chancre induré, situé à la rainure glando-préputiale gauche avec retentissement dans l'aine droite où s'est déjà développé un bubon qui se termine par suppuration.

Je cautérise le chancre avec la solution, je prescris le sirop, et la pommade est appliquée immédiatement sur le bubon. Après quelques jours de l'usage de la pommade, le phénomène a lieu, le chancre induré se modifie dans sa nature, et ramène le chancre dans les conditions du chancre mou qui alors se cicatrise très rapidement. Le bubon poursuit toutes les phases du phlegmon, jusqu'au moment où le bistouri donne issue à la matière purulente. Une injection d'eau perchlorurée est faite dans le sac vide de l'abcès ; le pansement se continue jusqu'à parfaite guérison, qui a lieu après une médication de trois mois.

Cette observation est instructive sous deux points de vue pratique. Le premier est le phénomène, déjà signalé, de la transformation du chancre induré en caractère du chancre mou, et le second est l'utilité d'une injection détersive et prophylactique d'eau perchlorurée dans le sac vide du foyer purulent.

Ne serait-il pas d'une pratique rationnelle de soumettre les adénites inguinales en suppuration à la ponction du trocart, pour s'assurer si les injections à l'eau perchlorurée n'auraient point l'avantage de faciliter le recollement des parois du foyer; afin d'éviter par ce moyen aux malades des cicatrices indélébiles, toujours désagréables à la vue et indicatrices d'un mal qu'on voudrait cacher à soi-même ?

38ᵉ OBSERVATION.

Chancres indurés. — Aphthes disséminés dans la bouche. — Perchlorure de fer. — Guérison.

Le nommé M..., jeune détenu, âgé de vingt-quatre ans, se plaint à la première visite d'avoir des ulcérations aphtheuses labiales ; mais il m'invite encore à examiner deux petites taches ecchymosées situées sur le gland, avec induration légère à la base préputiale, qui lui occasionnent une douleur assez vive. Ces deux petits ulcères sont peu sensibles à la vue. L'usage de la pommade de perchlorure de fer fait apparaître, le lendemain, par sa couleur d'ocre, les deux petits points ulcérés ; de sorte que l'induration disparaît aussi bien que la douleur et l'ecchymose. Tous les symptômes fâcheux de la maladie sont dissipés le douzième jour, et le malade est complétement guéri après l'usage du sirop pendant l'espace de trente jours.

39ᵉ OBSERVATION.

Taches syphilitiques. — Ulcères vénériens dans le fond de la bouche. — Perchlorure de fer. — Guérison.

Le nommé T..., âgé de quarante ans, tempérament sanguin, malade depuis deux années d'une syphilis constitutionnelle se traduisant par des taches cuivreuses, hépatiques, cicatrices syphilitiques rosées sur plusieurs parties du corps, et par un ulcère vénérien siégeant sur l'amygdale gauche, à la partie supérieure de la luette du même côté. Le malade, après avoir inutilement subi divers traitements dans plusieurs établissements publics, se soumet, en désespoir de cause, à la médication perchloro-ferrique, sous forme de gargarisme, de cautérisation et de sirop. Quelques jours après l'usage de la médication nouvelle le malade se trouve un peu soulagé, l'ulcère se déterge, les bords frangés s'effacent, les progrès du mal semblent s'arrêter, et le malade, entièrement guéri au bout de deux mois, se livre à ses occupations ordinaires. J'ai revu le malade après six mois d'absence, sans que j'aie pu constater un symptôme de récidivité de la maladie.

40e OBSERVATION.

Roséole syphilitique. — Chancre induré. — Perchlorure de fer.
— Guérison.

Le nommé N..., détenu, âgé de trente ans, tempérament sanguin, porte depuis deux années un chancre induré avec le cachet initial de son existence. Le malade a subi un traitement mercuriel antérieurement à son entrée à l'infirmerie de la prison. Il présente à la vue le caractère traditionnel du chancre infectant qui a disparu, mais qui se manifeste, après deux années, sous l'aspect d'une roséole consécutive, d'un rouge vif, qui se développe sur tout le corps par des taches bombées simulant une aubépine en boutons.

Je prescris le sirop et une lotion faite avec la solution normale à 30 degrés une seule fois par jour. L'usage des lotions a l'avantage d'affaisser les boutons, de les faire pâlir, pour les voir disparaître entièrement, après avoir soumis le malade pendant six semaines à toute la rigueur de la nouvelle médication.

Ces observations multipliées donnent la preuve

évidente que le perchlorure de fer suit la marche
ordinaire des choses nouvelles qui ont lieu dans ce
monde. Avantageusement prôné d'abord, ensuite
prescrit avec trop de légèreté, il acquiert aujour-
d'hui une faveur méritée, qu'il doit à une position
médicale, exceptionnelle, et à une expérimentation
opiniâtre, que l'esprit juste des praticiens a su
apprécier par le succès. Il en est du perchlorure
de fer, comme du mercure, de l'iode, qui sera
définitivement prôné et prescrit aux malades par
les médecins mêmes qui auront fait heureusement
une opposition systématique contre son avenir.
Ces résultats favorables que j'obtiens du perchlorure de fer dans les maladies vénériennes qui
affectent fréquemment les organes génitaux de
l'homme, et qui se développent plus avantageusement encore sur l'appareil vaste et à large ouverture des organes de la génération de la femme, sont
la conséquence de mon expérimentation sur la leucorrhée, ce qui m'a fait passer du connu à l'inconnu. Il en est de même de la syphilis à l'égard de
la maladie scrofuleuse.

Le perchlorure de fer est un sel coagulant hémostatique du sang : sa préparation pharmaceutique, sous forme de sirop ou de pilules, lui donne l'avantage, vu sa grande solubilité, d'être absorbé avec facilité, de manière à pouvoir circuler librement et sans danger dans le torrent de la circulation sanguine, où il reconstitue la plasticité de la sanguification dans l'anémie, la chlorose et dans les maladies scrofuleuses. Aussi l'application facile de ce sel ferrique convient aux tempéraments sanguins, nerveux et lymphatiques.

Ce dernier tempérament, qui subit pendant les périodes de la vie des transformations si variables dans le développement des tissus organisés, réclame les bienfaits de la médication perchloro-ferrique, toutes les fois que le symptôme lymphatique, ganglionnaire, est sous l'influence fâcheuse de la diathèse strumeuse.

Car on peut définir la diathèse scrofuleuse un ensemble de phénomènes morbides dus à une altération générale primitive et le plus souvent héréditaire de tout l'organisme; dont le siége est dans les ganglions lymphatiques, les membranes muqueuses

et le système osseux, qu'elle affecte soit isolément,
soit simultanément et à différents degrés.

Il faut reconnaître aussi comme causes déter-
minantes de la diathèse strumeuse, l'absence ordinaire des règles hygiéniques. Une mauvaise nourriture, une habitation humide, insalubre, privée
souvent d'un air pur, viable, la misère, source de
chagrins qui conduisent au dépérissement moral et
physique, un travail prolongé dans des conditions
défavorables, suivi souvent de la débauche la plus
honteuse, toutes ces causes concourent à priver le
sang de ses éléments physiologiques, de manière
à développer sur nos solides et nos liquides les
phénomènes graves de l'anémie, par la raison que
l'hématose appauvrie ne porte plus de forces nutri-
tives à la vitalité de nos tissus.

Cependant les individus qui sont prédisposés à
cette diathèse, présentent fréquemment les signes
d'une santé florissante : peau blanche, cheveux
blonds, coloration rosée du visage, yeux bleus,
intelligence développée, formes arrondies du
corps, de manière à faire croire que la prédisposition scrofuleuse d'après *Richerand* n'est

que l'exagération du tempérament lymphatique.

Mais dans le plus grand nombre des cas le sang offre à l'examen des altérations bien connues des observateurs. *Mortum* dit que le sang des scrofuleux se prend difficilement en caillot, qu'il est aqueux et prompt à entrer en dissolution, qu'il est moins vif, moins rutilant que celui des gens qui se portent bien, qu'il a beaucoup de rapport avec le sang des jeunes filles chlorotiques, qu'il est moins animalisé; enfin que les molécules qui le composent, donnent au sang une apparence de ténuité, d'aquosité de moindre consistance, que le caillot est petit et qu'il nage dans une sérosité abondante, ce qui lui donne l'aspect du sang des sujets affectés de la chloro-anémie.

Tous les scrofuleux n'ont pas le privilége de jouir d'une santé d'apparence aussi parfaite. En général, ils portent sur l'ensemble de leur individualité, le cachet strumeux spécial. Le visage est ordinairement bouffi, boursouflé, les bords des paupières sont injectés d'un rouge pâle, la mâchoire inférieure est œdémateuse et les ailes des narines transsudent une mucosité catarrhale qui

excorie toutes les parties environnantes. Il y a
engorgement des glandes cervicales, rougeur des
amygdales. L'altitude du corps est d'une nature
massive, les articulations sont grosses, empâtées et
le tissu cellulaire participant à l'état morbide, offre
à la vue une difformité maladive.

Les phénomènes généraux se développent dans
les viscères de l'abdomen, accompagnés de digestions pénibles, de défécations difficiles ou diar-
rhéiques. L'engorgement strumeux des glandes
intestinales prédispose le jeune âge à la maladie du
carreau, et l'âge adulte à l'altération tuberculeuse
des poumons. La jeune fille est sujette à une menstruation irrégulière, peu sanguine, et les deux
sexes ont un penchant prononcé pour la masturba-
tion, dont la funeste habitude les conduit fréquemment à des désordes organiques, à l'idiotisme et au
crétinisme intellectuel.

Cette diathèse exerce souvent ses ravages sur
les organes de la respiration. Les malades ont la
toux grasse avec timbre peu sonore, accompagnée
d'une hypersécrétion muqueuse, blanchâtre, épaisse,
catarrhale, qui obstrue par son abondance les voies

aériennes : alors dyspnée, suffocations, vultuosité
de la face, hémorrhagie nasale d'un sang décoloré,
qui, par sa ténuité, s'échappe des vaisseaux capillaires sanguins, affaiblis eux-mêmes par la maladie
constitutionnelle. Elle imprègne tous les tissus de
l'organisme de son intoxication morbide. Les
glandes lymphatiques sont frappées d'un gonflement inflammatoire, qui se termine ordinairement
en abcès ulcérés, souvent accompagnés de fistules
plus ou moins profondes, d'où s'échappe une matière purulente qui sèche sur les bords de la plaie,
sous l'aspect d'une croûte jaune cristallisée. Enfin
les membres se couvrent de plaies en suppuration,
suivies quelquefois de tumeurs blanches des articulations, dont l'absorption purulente détermine la
fièvre hectique et conduit le malade dans la cruelle
alternative de subir une opération ou de perdre
la vie dans les souffrances les plus affreuses.

41ᵉ OBSERVATION.

**Diathèse scrofuleuse. — Ulcérations sur diverses parties du corps.
— Perchlorure de fer. — Guérison.**

Le nommé H..., âgé de quarante ans, condamné à
plusieurs années de détention, après avoir subi un

emprisonnement de quelques mois, est ramené à l'infirmerie du dépôt de condamnés, arrivant d'une prison départementale. Ce malade a été porté dans son lit, étant dans l'impossibilité de marcher, à cause d'une affection scrofuleuse développée sur toute la jambe droite et le bras du même côté, se traduisant par le gonflement des articulations, par des abcès plus ou moins profonds et par des ulcérations plus ou moins étendues, accompagnées de chairs baveuses d'où s'échappe une suppuration d'un blanc de lait. La situation est assez grave pour qu'on ait eu la pensée de le priver de l'avant-bras par les secours de l'opération. J'ai pu, par l'usage du perchlorure de fer en sirop, en pommade, malgré la pauvre nourriture des prisons, arrêter les progrès de la maladie. Aujourd'hui, après deux mois de traitement, le malade peut étendre le bras et la jambe, se livrer à l'exercice de la marche; les abcès sont taris, les ulcérations presque entièrement cicatrisées; plus de gonflement autour des articulations; enfin, après un mois de convalescence, un transfèrement emporte le condamné qui va subir dans une autre prison la peine que la loi lui a justement infligée.

42ᵉ OBSERVATION.

Abcès scrofuleux. — Ulcérations. — Perchlorure de fer. — Guérison.

Le nommé B..., âgé de trente ans, tempérament lymphatique, a eu beaucoup de gourme à la tête pendant son jeune âge, mais n'a jamais eu d'accidents syphilitiques. Exposé depuis de longues années à une température territoriale humide, le malade éprouve fréquemment l'engorgement des glandes cervicales et des douleurs articulaires. A la suite de travaux pénibles et d'un hiver pluvieux, le malade est saisi de frisson, fièvre et de douleurs rhumatismales aiguës qui l'obligent à garder le lit. Cet état de souffrances se prolonge pendant deux mois. Il se développe alors une affection scrofuleuse sur la jambe droite et le bras du même côté, avec abcès phlegmoneux, suivis d'ulcérations à chairs baveuses, d'une étendue assez large, et recouvertes d'une matière sanieuse et caséiforme.

Le malade est soumis vainement à l'usage des toniques et des préparations de l'iode. La maladie n'en poursuit pas moins une marche destructive qui enlève les forces, l'appétit, le sommeil et le courage.

Enfin cette situation devient grave au point d'exciter une fièvre hectique, ce qui donne la pensée de soustraire par l'opération le membre le plus affecté.

Je suis appelé, en désespoir de cause, à donner des soins au malade. Je prescris largement la méthode perchloro-ferrique, le sirop et la pommade perchlorurée. Le mieux se manifeste après un mois de traitement ; le malade reprend des forces avec l'appétit et le sommeil ; l'espérance d'un meilleur avenir lui donne le courage à continuer un moyen thérapeutique qui procure de si précieux résultats. Enfin, après deux mois de soins, les abcès sont taris, les ulcérations entièrement cicatrisées, et le malade félicite le perchlorure de lui avoir donné la santé, et de lui avoir épargné, par la conservation d'un membre, le terrible appareil d'une opération douloureuse.

43e OBSERVATION.

Adénite cervicale gauche. — Perchlorure de fer. — Guérison.

Le nommé N..., Italien de naissance, âgé de trente ans, d'un tempérament bilieux, condamné à plusieurs années de détention, fait plusieurs mois de prévention dans la prison de Mazas, pendant lesquels

une adénite cervicale se développe de la mâchoire
gauche jusqu'aux os de la clavicule, d'une longueur
de 11 centimètres sur 10 de largeur, d'une forme
oblongue et d'une densité remarquable. Cette tumeur
ne détermine ni gêne dans la circulation ni dans la
déglutition ; seulement elle produit un peu de suffocation, et oblige le malade à tenir la tête dans une
position oblique ; elle est indolente, mais d'une dureté
de pierre à désespérer de l'application de tous les
résolutifs. Je prescris le sirop, et deux pansements
de la pommade perchlorurée, matin et soir, sur toute
l'étendue de la tumeur. Un mois se passe sans changement aucun ; ce n'est qu'après six semaines de
traitement que la tumeur donne signe d'un commencement de résolution, pour ne céder définitivement
qu'au troisième mois de la médication ferrique.

44e OBSERVATION.

Adénite cervicale droite. — Perchlorure de fer. — Guérison.

M. D..., âgé de quarante-cinq ans, d'une stature
moyenne, d'un tempérament nerveux très prononcé,
n'a jamais eu la vérole. Employé dans un bureau, il
porte depuis huit ans un engorgement dans une des

glandes du cou qui enveloppe toute cette partie latérale de la longueur de 10 centimètres sur 8 de largeur. Cette adénite bombée, séparée légèrement en
deux lobes avec proéminence, tension extrême de la
peau, n'occasionne aucune gène ni dans la circulation de l'artère carotide ni dans la déglutition ; elle
est indolente, légèrement sensible au toucher. Elle a
été réfractaire à toutes les pommades et frictions
pharmaceutiques.

Le malade, inquiet, se soumet à l'usage du sirop
et de la pommade au perchlorure de fer ; mais ces
deux moyens semblent infidèles comme tous les
agents thérapeutiques ; ce n'est qu'après six semaines qu'un des lobes commence à diminuer de dureté, de volume, et que la peau manifeste quelques
rides sur sa surface. Il y a un sentiment palpable de
résolution dans toute la glande. Le malade, encouragé du succès, persiste, et se trouve débarrassé de
son adénite réfractaire, après un traitement suivi
fidèlement pendant l'espace de trois mois.

Ces observations sont très curieuses sous le
rapport thérapeutique, elles signalent l'importance que le perchlorure peut avoir en matière

médicale, dans les maladies à diathèse scrofuleuse, toutes les fois que les préparations d'iode ou de mercure sont en défaut dans leur application.

45e OBSERVATION.

Panaris grave, de nature scrofuleuse. — Perchlorure de fer. — Guérison.

M. R..., âgé de trente ans, tempérament lymphatique nerveux, corroyeur de son état, est soudainenement affecté, sans cause connue, d'un commencement de panaris à l'index de la main gauche, qu'on soigne d'abord avec des cataplasmes de farine de lin et des bains à la guimauve.

Le panaris se développe, s'enflamme, devient très douloureux, avec retentissement sous l'aisselle. Le malade, inquiet de son état, s'empresse de réclamer les soins d'une célébrité chirurgicale qui, malgré les sangsues, les pommades opiacées, les incisions avec l'instrument tranchant, ne peut enrayer les progrès du mal. Les deux premières phalanges sont perdues sans retour ; leur perte est suivie d'un gonflement œdémateux de toute la paume de la main ; le poignet participe même à l'état inflammatoire. On croit à un pañaris à phlegmon diffus. Une incision est pratiquée à la base du' poignet, sans qu'elle amène la moindre trace de matière purulente.

Je vois le malade ; je le soumets, après un examen minutieux des parties lésées, à l'usage du sirop et à l'application de la pommade sur toute l'étendue de la main, comme moyen le plus efficace contre la gravité de la maladie. La pommade est supportée douloureusement pendant quelques heures ; la nuit ramène le calme ; les douleurs s'apaisent sous l'influence du perchlorure, comme le ferait l'application du chloroforme. Ce phénomène sédatif a souvent lieu dans les tumeurs inflammatoires, les panaris, les furoncles, le phimosis, l'œdème inflammatoire des grandes lèvres de la vulve, aussi bien que dans les diathèses rhumatismales et goutteuses.

A la levée du premier appareil, l'aspect de la main est le même que la veille, seulement le malade n'a plus de douleur. Les pansements sont renouvelés deux fois par jour avec avantage, le mal est enrayé, la tuméfaction se dissipe sensiblement, la plaie se nettoie, se cicatrise, et le panaris cesse ses ravages après un traitement de six semaines. Le temps rétablit les mouvements des doigts, et les moyens hygié-

niques ramènent le malade à une santé fortement
compromise.

46e OBSERVATION.

Ulcère fistuleux. — Nécrose des os du tibia de la jambe gauche.
— Perchlorure de fer. — Guérison.

Mademoiselle L..., jeune fille de campagne, âgée
de douze ans, constitution anémique, fait une chute,
se frappe vivement la partie moyenne et antérieure
de l'os du tibia. Le coup se fait sentir plus douloureusement tous les jours, la marche devient difficile,
pénible; la partie lésée est rouge, violacée, et, malgré
les cataplasmes de farine de lin, un abcès se développe, qui, une fois ouvert, suppure pendant une
année par un trajet fistuleux qui se prolonge jusqu'au périoste.

Malgré les topiques et les toniques, le trajet fistuleux persiste à rendre du pus, il entraîne à sa suite
un petit os d'un centimètre de longueur, puis un
second, puis un troisième. Le cas devenait sérieux,
le père se décide à venir à Paris et vient me con-
sulter.

Je trouve un trajet fistuleux de 6 centimètres de
longueur, qui se termine par un cul-de-sac formé

par la peau, dans lequel on sent remuer un nouveau fragment de l'os détaché de son séquestre. L'ouverture de la fistule est à bords renversés, sanguinolents, baveux, et continuellement humectés par une suppuration plus ou moins épaisse. J'ouvre le trajet fistuleux dans toute sa longueur, pour n'avoir affaire qu'à une plaie simple, et je prescris à la jeune fille le sirop et la pommade au perchlorure de fer. Sous l'influence du traitement ferrique, suivi pendant un mois, les forces de la jeune malade reviennent un peu avec l'appétit et le sommeil. Quant à la plaie, la suppuration est moins abondante, les bourgeons se développent, recouvrent l'os dénudé, les douleurs sont plus calmes, il n'y a pas de nouvelle esquille, mais la malade est obligée de garder, sur une chaise longue, le repos le plus absolu. Je revois la jeune malade au bout de trois mois, la jambe était alors entièrement guérie, elle n'offrait qu'une cicatrice déprimée, colante sur l'os, et rosacée dans toute sa circonférence.

47° OBSERVATION.

Ophthalmie scrofuleuse. — Perchlorure de fer. — Guérison.

M. P..., âgé de vingt-cinq ans, constitution lymphatique, a le cou labouré de cicatrices scrofuleuses. Ce malade est affecté depuis plusieurs années d'une inflammation chronique de la conjonctive; cette inflammation s'étend sur les bords des paupières, mais particulièrement sur les paupières de l'œil gauche, où la cornée est un peu altérée aussi bien que la vision. Le malade a fait usage d'un grand nombre de médicaments sans éprouver une amélioration constante contre une maladie irrégulière dans ses récidives. Je prescris le sirop et un collyre à la dose de six gouttes de la solution dans 30 grammes d'eau distillée. L'hypertrophie des vaisseaux capillaires s'amende dans l'espace de quinze jours, la cornée se rétablit ainsi que la vue, et la guérison de l'ophthalmie a lieu à la suite d'un traitement de six semaines; sans retour après six mois de guérison.

CHAPITRE VI.

SYSTÈME DERMO—CELLULAIRE.

Entraîné par l'analogie des faits pathologiques,
j'ai eu le désir de connaître les avantages thérapeutiques que je pourrais obtenir de l'application
du perchlorure de fer dans les maladies qui
se développent fréquemment sur le système tégumentaire. Cette enveloppe si merveilleusement
organisée, est douée d'une sensibilité si parfaite,
qu'elle éveille toute la sollicitude de la peau, toutes
les fois qu'une cause externe lui procure une sensation nouvelle de plaisir ou de douleur. Elle est
souvent le miroir qui reflète avec fidélité la trace
morbide des misères humaines, comme on le voit
à l'apparition des dartres, des démangeaisons pé-

nibles, du prurigo, de la gale, des cicatrices indélébiles à diathèse scrofuleuse, syphilitique, à l'aspect
des transformations parasitaires du derme, variables de couleur, de densité, et comme on l'observe encore dans les épidémies fébriles de rougeole, de scarlatine, de petite vérole, de fièvre
typhoïde puerpérale à forme hémorrhagique, diphthéritique, et enfin dans l'érysipèle, le panaris, l'an-
thrax, le furoncle, etc., maladies qui laissent sur la
peau, qui n'a ni commencement ni fin, des traces
profondes de leur passage. Ce qui a fait dire au
savant *Alibert* « que chacune des parties qui con-
stituent la peau, a, pour ainsi dire, des maladies qui
lui sont propres. »

Aussi l'éducation hygiénique de l'extérieur du
corps était une question sérieuse, parmi les
peuples de l'antiquité, par la raison que la beauté
des formes corporelles conduisait ordinairement
les hommes aux dignités populaires. La gymnas-
tique était en grand honneur, elle avait des autels
desservis par des esprits intelligents, qui donnaient
tout leur soin a développer dans l'organisation de
la jeunesse, la vigueur et l'embonpoint, justement

nécessaires à favoriser en elle l'agilité du corps, la souplesse des mouvements, et à prolonger la virilité herculéenne jusqu'à un âge assez avancé de lã vie. Ce qui n'empêchait pas les hommes de recevoir, dans les luttes et dans les combats de nation à nation, des blessures assez graves, qui déparaient l'harmonie d'une stature athlétique, mais ils étaient rarement affectés de maladies de la peau et des articulations; quoique dans ces temps héroïques, on ait vu, *Agamemnon*, le roi des rois, réclamer les secours des bains de *Ledja* contre des souffrances goutteuses et rhumatismales, alors que les Esculapes de ces temps immémoriaux utilisaient, au soulagement des infirmités des malades, les plantes préconisées par l'expérience et les sources d'eaux thermales des pays connus ou conquis.

C'est à l'époque du moyen âge que les affections herpétiques se multiplient sur les hommes, qui, oisifs, sales et paresseux, se cloîtrent dans les habitations monacales. Elles augmentent encore davantage, à la découverte de l'Amérique, qui en échange de la domination européenne lui transmet la syphilis, maladie inconnue jusqu'alors dans nos

vastes contrées. A son apparition, elle attaque rapidement tous ceux qui s'exposent à son contact, sans
distinction ni d'âge, ni de sexe, ni de rang, et ses
ravages sont d'autant plus assurés qu'elle s'infiltre
dans la jeunesse, qui en propageant le virus amé-
ricain constitue, dans l'économie animale, la diathèse syphilitique. Enfin cette maladie présente
dans sa marche des transformations pathognomo-
niques tellement bizarres, qu'elle met souvent en
défaut la sagacité des médecins les plus expéri-
mentés.

Alors l'alchimie cherche dans les fourneaux de
ses laboratoires les médicaments les plus puissants, médicaments que les praticiens utilisent
contre les modalités morbides du fléau dévastateur.
On fait aujourd'hui ce qu'on faisait autrefois, et
grâce à l'analyse expérimentale de la chimie moderne, les savants ont pu créer une médication der-
moïde beaucoup plus rationnelle. Ils ont expérimenté avantageusement l'arsenic, le soufre, le
cuivre, le mercure, le nitrate d'argent, l'iode,
qui, prescrits à l'extérieur et à l'intérieur, ont
présenté des résultats plus ou moins favorables,

suivant la nature et suivant le siége de la maladie.

Le perchlorure de fer, par de nombreux faits cliniques, présente aussi les résultats de ses premières armes contre les maladies endermiques, souvent rebelles à tous les moyens préconisés de la matière médicale. L'importance de cet agent thérapeutique se révèle, dans cette grave question, soit en modifiant l'organisme, soit en neutralisant, par une action complexe, l'élément morbide des maladies parasitaires de la peau.

48e OBSERVATION.

Teigne humide. — Perchlorure de fer. — Guérison.

Le nommé L..., âgé de dix-neuf ans, tempérament lymphatique, visage coloré, cheveux châtains, amaigrissement extrême des membres, est affecté depuis deux années d'une teigne humide, située à la partie supérieure de la réunion des os de l'occiput, sans avoir pu s'en débarrasser par les médicaments préconisés contre cette maladie. Je prescris l'usage du sirop et de la pommade au perchlorure; la teigne disparaît après six semaines de traitement, et présente le phénomène singulier d'un changement de couleur des cheveux en noir, déjà signalé par Mialhe. La médication ferrique modifie avantageusement le tempérament, donne aux voies digestives une activité plus prononcée, ce qui procure au malade l'embonpoint et la vigueur. La guérison ne s'est point démentie depuis deux années.

49ᵉ OBSERVATION.

Teigne sèche. — Perchlorure de fer. — Guérison.

Mademoiselle C..., fille d'un boulanger, âgée de sept ans, constitution chétive, pâle, a eu beaucoup de gourme dans son enfance, quoique n'ayant jamais été malade. Elle est affectée d'une teigne sèche, qui forme une croûte épaisse, pierreuse, disséminée sur différentes parties du cuir chevelu, particulièrement à la partie supérieure et antérieure des os du crâne. Cette jeune fille a été soignée pendant huit mois par un médecin éminent de la capitale, sans avoir pu obtenir une guérison radicale de la teigne, qui disparaissait un moment pour reparaître de nouveau sans cause appréciable. La malade prend le sirop, et la pommade est appliquée pendant trois mois avec un résultat satisfaisant. Les cheveux repoussent avec une teinte franchement noirâtre, la teigne se dissipe radicalement sans donner signe de son existence depuis trois années. Le perchlorure a donné à la jeune malade une constitution plus vigoureuse, de la coloration au visage, et les forces digestives se sont accrues, de manière à pouvoir donner à tout le corps le développement convenable.

50ᵉ OBSERVATION.

Mentagre granuleuse. — Perchlorure de fer. — Guérison.

M. D..., âgé de quarante ans, tempérament sanguin, coloré, à barbe forte, est depuis plusieurs années tourmenté d'une mentagre granuleuse, avec suppuration incomplète des boutons, qui conservent de la dureté dans la circonférence du foyer malade. Après avoir subi plusieurs traitements, mais sans succès, le malade a recours au sirop et à la pommade perchlorurée. Le traitement est suivi avec une persévérance minutieuse pendant l'espace de deux mois, et il vient de confirmer l'efficacité de la médication ferrique, par la disparition des boutons indurés, et par la netteté de toute la surface du menton, qui se garnit de nouveaux poils, sans altération, ni dans leur couleur, ni dans leur force. La guérison date de dix-huit mois, sans nulle trace de récidivité.

51ᵉ OBSERVATION.

Dartre squameuse du scrotum. — Perchlorure de fer. — Guérison.

M. V..., âgé de quarante-huit ans, tempérament bilioso-sanguin, a eu la gale dans sa jeunesse, il est affecté depuis quelques années d'une dartre squameuse qui se manifeste deux à trois fois dans le courant des saisons. Il est alors tourmenté d'un gonflement inflammatoire du scrotum, suivi de rougeur, et d'une démangeaison insupportable qui l'oblige à se gratter la partie avec violence, ce qui lui procure du soulagement. Il se manifeste aussitôt une myriade de petits boutons, de grosseur variable, remplis d'une sérosité citrine, qui se répand sur toute l'enveloppe des testicules. Les boutons se séchant ils forment, avec l'épiderme détaché de la peau, des croûtes écailleuses sous lesquelles se reconstitue un épiderme de nouvelle formation de couleur rosée, luisant et doué d'une extrême sensibilité. Cette situation devient pénible, elle agit sympathiquement sur les organes de la digestion et la sensibilité de perception du cerveau ; il y a perte d'appétit, de sommeil, amaigrissement rapide.

Le malade a mis à contribution tous les moyens

préconisés contre cette fâcheuse incommodité, voire même les eaux thermales, sans éprouver de soulagement dans ses souffrances. Il a eu l'heureuse idée de prendre le sirop, d'utiliser la pommade au perchlorure pendant trois mois, et, depuis deux ans, le malade ne s'est plus ressenti des souffrances de sa maladie.

52e OBSERVATION.

Acné vive. — Perchlorure de fer. — Guérison.

M. L..., âgé de trente-six ans, tempérament sanguin, fortement constitué, a eu une blennorrhagie d'une longue durée ; il est affecté depuis plusieurs années d'une acné vive qui se répand sur la surface des narines et sur les pommettes des deux joues. Le malade attribue la cause de son infirmité au travail du cabinet et non à la vie stimulante qu'il mène tous les jours. Quoi qu'il en soit, il a subi plusieurs traitements, sans obtenir la guérison d'un mal qui tourmente sa coquetterie, et en désespoir de cause, il trouve un soulagement radical dans les lotions au perchlorure, appliquées constamment pendant l'espace d'un mois, et le sirop a été continué pendant une période de deux mois.

53ᵉ OBSERVATION.

Scorbut. — Perchlorure de fer. — Guérison.

M. M..., âgé de cinquante ans, tempérament bilieux, blanchisseur de son état, est malade depuis plusieurs mois. A l'aspect de taches violacées sur les jambes, de la tuméfaction des cuisses, avec rougeur vive, érysipélateuse, je reconnais une affection scorbutique qui se traduit par le gonflement et le saignement des gencives.

Après un mois de traitement, les taches pâlissent, la peau reprend sa coloration normale, l'œdème érysipélateux se dissipe, aussi bien que le saignement des gencives et la teinte violacée des membres. Le malade reprend des forces et la santé se rétablit peu à peu par les secours hygiéniques d'une alimentation convenable.

Il y a deux ans, j'avais engagé un praticien estimé de tous, à vouloir bien expérimenter, dans son service à l'hôpital Saint-Louis, cet agent thérapeutique, mais les hommes modestes ne conviennent pas à tous les tempéraments, on leur préfère quelquefois les hommes à idée sauvage, dont la carrière aventureuse se termine à Bicêtre ou dans une prison.

Il faut aussi rendre justice à qui de droit : M. Devergie vient de donner un noble exemple de probité scientifique. Ce praticien habile sanctionne aujourd'hui par l'expérience de sa haute position médicale, les principes que j'ai mis en pratique depuis longtemps dans mon infirmerie de la Roquette, sur l'efficacité remarquable du perchlorure de fer dans le traitement des maladies de la peau, des ulcérations syphilitiques et scrofuleuses, les plus rebelles aux agents thérapeutiques employés de nos jours dans de pareils cas.

Le perchlorure de fer a eu, entre les mains de M. Devergie, une action toute spéciale dans le *purpura simplex*, ou dans le *purpura hæmorrhagica*. Il a contribué à la guérison du *rupia simplex*, de *l'ecthyma cachecticum*, de *l'impetigo scabida*, du *scorbut*, et il a relevé les forces des malades qui se trouvaient dans un état de cachexie déplorable.

Mais l'éminent praticien a cru remarquer que le perchlorure de fer agissait plus avantageusement sous la forme externe dans les affections squameuses. Il a même espéré avoir trouvé un agent thérapeutique dans plusieurs cas de guérison du *psoriasis* aigu décroissant, privé tout à la fois de l'odeur et de la saleté qui résulte de la pommade au goudron ou à l'huile de cade. Toutefois, M. Devergie constate que la pommade au perchlorure de fer peut être employée avec avantage, qu'elle n'est pas dépourvue d'une certaine efficacité et qu'elle peut être utile dans les cas de *psoriasis* décroissant, alors que la chaleur de la peau malade diminue sensiblement, et dans le *psoriasis* chronique pourvu que la maladie soit arrivée à sa dernière période.

Le perchlorure de fer lui a paru modifier d'une manière heureuse le lichen chronique et le prurigo; mais toutes les maladies cutanées avec ulcération, le *rupia*, l'*ecthyma cachecticum*, les ulcérations syphilitiques ont été complétement guéries sous l'influence de la pommade; elle a modifié rapidement et d'une manière très sensible le vilain aspect des plaies qui avaient été préalablement touchées avec la solution du perchlorure de fer à

30 degrés, étendue dans une certaine quantité d'eau, par le moyen d'un pinceau humecté de solution.

Cette manière d'agir lui a procuré le double avantage de supprimer des hémorrhagies passives difficiles à arrêter et d'en prévenir le retour, en modifiant les propriétés vitales de la partie malade. Sa puissance de cicatrisation est telle, dit M. Devergie, que l'on peut guérir en peu de temps toutes les ulcérations syphilitiques qui siégent sur des surfaces découvertes, la figure, les mains, la poitrine, chez les femmes.

Le perchlorure de fer a été essayé avec succès à l'état de lotion et de pommades (solution étendue de deux à trois fois son poids) chez deux malades : l'un était atteint *d'eczéma lichénoïde* au mollet et l'autre d'un *eczéma* impétigineux aux deux jambes.

M. Devergie a expérimenté alors cet agent dans les affections simples ou composées : *eczéma* simple, eczéma impétigineux, eczéma lichénoïde, herpès eczémateux ; mais avec des résultats différents, tout en signalant l'efficacité avantageuse des préparations perchloro-ferriques dans la période décroissante des affections sécrétantes. Elles terminent souvent une guérison qu'il eût été difficile d'obtenir sans elles. C'est surtout dans les formes lymphatiques qu'elles ont décelé toute leur puissance, et notamment dans les formes rebelles et limitées qu'il est si difficile de guérir, l'eczéma des seins, du nombril, par exemple, l'intertrigo très chronique, les plaques d'eczéma lichénoïde isolées sur le dos des mains ou ailleurs.

Enfin le perchlorure de fer, dit M. Devergie, exerce une très heureuse influence dans le traitement des ulcérations scrofuleuses.

« Un jeune homme de dix-sept ans portait en dehors de l'épaule gauche une large ulcération scrofuleuse ; il avait de plus des ganglions engorgés au cou, et tous les attributs de la scrofule. Malade à l'hôpital depuis un mois, et mis à l'usage de l'huile de foie de morue, du sirop d'iodure de fer, du vin de gentiane et de la tisane de noyer, l'ulcère s'était peu modifié, malgré des pansements au vin aromatique, au cérat créosoté, lorsqu'on fit appliquer la pommade au perchlorure de fer à 2 grammes. La cicatrisation fut presque complète

dans l'espace de quinze à dix-huit jours. Afin de
mieux juger le résultat du médicament, M. Devergie fit cesser l'emploi de la pommade : l'ulcération
revint peu à peu à son état primitif ; elle se cicatrisa
de nouveau grâce à la pommade au perchlorure de
fer, et la cicatrisation se maintint. »

Tout en constatant mon droit de priorité expérimentale, je profite de l'occasion que me présente
le travail remarquable de M. Devergie, pour me
permettre, avec convenance, de faire observer au
savant praticien que le perchlorure de fer, comme
tout agent actif, est un médicament d'une si grande
importance, qu'il ne se prête, ni à la *fantasia*, ni
à une préparation pharmaceutique défectueuse.
Son dosage doit être constamment le même et
l'usage interne du sirop devient nécessaire pour favoriser les applications externes, si l'on veut obtenir des résultats francs et durables. En effet le lait,
les acides, les juleps gommeux, mucilagineux, etc.,
dénaturent les éléments chimiques du perchlorure
de fer, et, partant, l'efficacité constante de son action. J'ai dû avant de le prescrire aux malades me
livrer pendant longtemps à un tâtonnement pratique,

de manière à pouvoir éviter par l'étude clinique tout accident fâcheux, et à ne pas, surtout, encourir le blâme d'une nouvelle proscription de la part de l'Académie impériale de médecine.

Aussi le sirop, les pilules, les injections, la pommade n'ont été formulés par mes soins, qu'après avoir constaté par des succès nombreux que j'étais parvenu à une perfectibilité presque. certaine dans leur composition, ce qui m'a procuré des résultats avantageux dans les maladies de nature diverse, où d'autres praticiens plus habiles que moi n'ont eu que des résultats sans valeur.

Mais il ne suffit pas d'avoir exposé avec une attention sévère les avantages hémostatiques du perchlorure de fer dans les maladies du système capillaire artériel et veineux, suivant les mauvaises qualités physiologiques et chimiques de ce liquide; il ne suffit pas non plus d'avoir fait connaître les effets thérapeutiques de cet agent modificateur sur la vaste surface des membranes muqueuses, réservoir universel de l'absorption et des sécrétions volontaires; j'ai dû mettre toute mon intelligence à me rendre un compte fidèle, par l'expérimentation,

de l'usage du perchlorure de fer dans les phénomènes du système nerveux en général, système
qui, distribuant dans l'intimité de nos tissus la sensibilité et la contractilité organiques, exprime, par
la douleur, le malaise physiologique de nos organes.

CHAPITRE VII.

PYREXIES.

En effet si l'harmonie qui existe entre le cerveau, le cœur, l'estomac, constitue le trépied immortel de la vie des êtres organisés ; la cause la plus légère peut détruire ce merveilleux accord de la santé, qui une fois perdu peut donner à la maladie la facilité de se développer avec une énergie plus ou moins fâcheuse, sur tous les viscères de l'économie.

Une comparaison très simple donnera l'idée du trouble des fonctions physiologiques de la vie toujours mise en présence de la destruction naturelle : loi immuable, naître et mourir.

Dans l'état ordinaire de la vie, l'homme proportionne sa nourriture aux besoins réels de vingt-quatre heures. Il se livre parfois aux douceurs sensuelles des plaisirs de la table, en introduisant non sans danger dans l'estomac, des aliments succulents en grande quantité, et en stimulant son palais par les vins exquis que lui prodiguent les divers contrées du globe. Souvent l'estomac digère sans trouble ce chaos de nourriture, mais il se révolte quelquefois, contre la sensualité du moment, en manifestant par des phénomènes pénibles, l'exaltation des papilles nerveuses, mises en jeu par une cause perturbatrice. La digestion devient pénible, elle manifeste l'embarras de l'estomac, par des éructations venteuses et des nausées, le frisson se déclare, suivi d'assoupissement, la nuit est souvent agitée, mais le malaise se dissipe à la clarté du jour. Ce malaise ne se passe pas d'une manière aussi tranquille, à la suite du frisson, une réaction fébrile se manifeste, qui provoque le vomissement des matières ingérées, avec trouble intestinal, coliques, diarrhée plus ou moins vive, souvent réitérée, accompagnée de quelques gouttes de sang, avec pesanteur de tête, insomnie, mouvements désordonnés du cœur, suivis de faiblesse et agitation vaporeuse de tout le corps. Cet état peut se prolonger pendant quarante-huit heures, pour laisser à sa suite un dérangement général, qui ne se dissipe que par la diète et le repos de quelques jours. Enfin si l'excès de la table est porté jusqu'à l'ivresse, il se déclare des symptômes de délire, de syncope, les jambes se refusent à soutenir le corps, la langue s'embarrasse, il y a loquacité incohérente, perturbation dans toutes les facultés de l'intelligence, digestions par haut et par bas des matières ingérées, convulsions, cris aigus ou plaintifs, absence de soi-même, pour tomber dans une léthargie, qui, si elle se prolongeait, pourrait inévitablement déterminer la mort.

En présence de cette perturbation générale déterminée par une cause toujours simple, toujours la même et qui ne devient grave que par la quantité de substances introduites dans l'estomac, j'expose tout à la fois l'image fidèle d'une fièvre éphémère, d'une fièvre continue et d'une fièvre pernicieuse, que la nature dissipe heureusement dans un espace de temps assez court, par le repos

et la diète, à moins qu'une prédisposition individuelle ne développe une maladie qui n'aurait pas
eu lieu, sans la cause excitatrice qui lui a donné
l'occasion d'être.

Cette prédisposition individuelle native ou acquise est la source originelle des tempéraments
sanguins, bilieux, lymphatiques et nerveux, prédisposition qui, sans cesse exposée aux cause morbides en dehors des lois hygiéniques, favorise dans
l'économie tous les germes fâcheux de nos maladies. Il a fallu dès lors trouver des moyens énergiques capables de combattre avantageusement les
éléments morbides toujours occultes et variables
dans leur essence. Mais la nature étant quelquefois
impuissante, la nécessité a dû créer la matière médicale, qui a l'expérience pour base fondamentale;
c'est elle qui se charge de nous faire connaître
les propriétés médicatrices des médicaments et
de les mettre en ordre chronologique sous les
dénominations peut-être arbitraires d'antiphlogistiques, de toniques, d'évacuants, de sédatifs,
d'altérants, de dépuratifs, de neutralisants, de manière à ce que les praticiens puissent les mettre en

usage, suivant la nature et le siège de la maladie.

Dès l'origine, la matière médicale était simple ; l'homme riche de son organisation primitive, avait l'avantage de neutraliser, par l'énergie de ses propriétés vitales, toutes les causes morbides, modifiées déjà par les règles simples de l'hygiène ; mais elle a dû prendre un développement considérable avec les progrès de la civilisation, qui, faisant oublier à l'homme les lois de la sagesse et de la tempérance, a répandu sur son organisation les funestes présents renfermés dans la boîte de Pandore.

En effet, les échanges commerciales, les guerres lointaines, le déplacement des masses, avec leur agglomération sur un espace resserré, le défrichement des terres, la destruction des forêts, l'ouverture des voies de communication plus facile, ont été causes et effets de l'apparition de certaines maladies qui, endémiques dans certaines localités, sont devenues épidémiques, contagieuses par l'entre-croissement des races humaines. Et la matière médicale, fidèle à sa mission, a dû réclamer du monde entier les substances médicamenteuses, dont les propriétés avaient été déjà expérimentées de génération en génération dans les contrées d'où provenaient les maladies nouvelles; pour en faire l'application thérapeutique sur les populations qui avaient le malheur d'en être atteintes. Elle ne s'est point contentée d'exploiter les mines immenses, que la nature lui prodigue avec largesse : la matière médicale a demandé encore à la chimie des produits plus efficaces, pour combattre avec plus de certitude les germes de nos maladies, qui, de locales qu'elles étaient dans l'origine, sont venues se généraliser par la succession des âges, en fièvres hémorrhagiques, muqueuses, diphthéritiques ou en diathèse scrofuleuse et syphilitique.

Parmi les produits chimiques, le mercure, l'iode, le fer et leurs composés, ont été d'abord utilisés topiquement sur les parties malades, ils ont été ensuite employés à l'intérieur, sous les formes pharmaceutiques, dans le dessein de neutraliser les principes délétères qui désagrégeaient les molécules physiologiques et chimiques de nos solides et de nos liquides.

Aussi la connaissance pratique des propriétés

du perchlorure de fer est indispensable à qui veut
avoir une idée exacte de l'efficacité de ce sel. On
ne peut nier qu'il faut posséder une certaine aptitude, qui ne s'acquiert que par une étude attentive
des phénomènes particuliers, que par l'expérience
et par l'observation constante des effets généraux
et locaux, si l'on veut apprécier un médicament
souvent complexe dans sa manière spéciale d'agir
sur tous nos tissus. Il en a été ainsi de l'étude du
mercure, du soufre, du sulfate de quinine, de
l'iode, du chloroforme, qui, appliqués localement
sur un organe distinct, ont fini par se généraliser
dans le plus grand nombre des maladies, dont le
caractère initial se présentait sous les apparences
d'une diathèse morbifique.

Quant au perchlorure de fer, injustement banni
de la pratique, il est, grâce à mon esprit de persévérance, mieux apprécié aujourd'hui, par la raison
qu'il est mieux préparé et qu'il est mieux connu
dans ses applications thérapeutiques. Il a déjà
rendu de grands services à la pratique chirurgicale,
et les praticiens ont une tendance à l'employer, en
médecine, dans les maladies générales, telles que

le *purpura hæmorrhagica*, les fièvres éruptives, la fièvre typhoïde, puerpérale, la fièvre jaune et dans tous les cas de dothiénentérie, et de diphthérie, où il modifie avantageusement l'organisme dans ses propriétés vitales, en rendant au sang sa puissance excitatrice et nutritive, et aux sécrétions qui en dépendent les qualités normales de la santé physiologique.

M. le docteur Vigla, praticien distingué et homme de progrès, s'exprime en termes explicites sur l'application thérapeutique du perchlorure de fer, dans les pyrexies en général.

« En présence des résultats concluants, obtenus par l'emploi du perchlorure de fer dans les cas d'hémorrhagies externes, et dans le traitement des anévrysmes, les médecins ne pouvaient manquer d'essayer l'action de ce puissant hémostatique dans les cas d'hémorrhagie internes. Les essais tentés jusqu'à présent par M. le docteur Deleau, médecin de la Roquette, paraissent avoir été couronnés de succès. A ces essais, je pourrais joindre les résultats que j'ai moi-même constatés dans mon service de la maison de santé où j'ai retiré de l'administration de la potion au perchlorure dans quelques cas d'hémorrhagie intestinale chez des sujets atteints de fièvre typhoïde, une amélioration très notable des symptômes hémorrhagiques. »

Le perchlorure de fer serait encore un agent précieux, s'il n'avait pour toute action, que de pouvoir, dans les pyrexies, arrêter les hémorrhagies et les flux dysentériques muqueux, souvent mortels dans la période avancée des maladies ; mais il a encore l'heureux privilége de reconstituer la sanguification du sang, de modérer l'excès des sécrétions, de rappeler les forces épuisées et de modifier le pus des plaies et des foyers en suppuration.

54° OBSERVATION.

Purpura hæmorrhagica. — Perchlorure de fer. — Guérison.

Mademoiselle Anne ..., âgé de douze ans, d'un tempérament lymphatique, a toujours eu une santé parfaite. Cette jeune fille est prise d'une fièvre continue, muqueuse, qui l'oblige à garder le lit pendant l'espace de quinze jours. Depuis quelques jours, j'avais abandonné la convalescente aux soins de sa famille, lorsqu'un matin je suis appelé en toute hâte. Durant la nuit précédente, l'enfant avait perdu du sang presque pur, par les narines, la bouche, les selles et par les voies urinaires. Je trouve la malade, étendue sur un lit, d'une paleur extrême, les lèvres sont sèches, noires, et ridées, les ailes du nez sont amincies, rétractées et encore humides de sang, les yeux sont creux et abattus. On rencontre sur les bras, les cuisses, autour des jambes et sur la poitrine, des taches ecchymosées assez discrètes, d'un rouge vif et violacé, les gencives sont rouges et fongueuses; le pouls est faible, marque 120 pulsations, la soif est vive, la bouche amère, le sommeil nul.

En présence de tous ces symptômes hémorrhagiques, je me hâte de prescrire toutes les demi-heures, une cuillerée à dessert de sirop au perchlorure de fer, ensuite toutes les heures, un quart de lavement à la dose de douze gouttes de la solution ferrique, le repos absolu dans une chambre fraîchement aérée, sur un lit légèrement couvert, et pour boisson une tisane de chiendent édulcorée à la glace.

Le lendemain, les gencives ne saignent déjà presque plus, les épistaxis ne se sont point renouvelées, les urines seules paraissent encore rouges et déposent dans le vase un produit fibrineux d'un rouge foncé. Le sirop est administré toutes les heures, aussi bien que le lavement, même boisson, et lotions perchlorurées sur tout le corps.

Tous les symptômes hémorrhagiques se dissipent sensiblement, le pouls se relève, l'éruption prend un peu de pâleur, et la malade paraît moins abattue; à la suite d'un sommeil tranquille de quelques heures, elle a supporté avec tranquillité les lotions répétées plusieurs fois dans la journée, elle a bu un peu de bouillon gras et le lendemain, après avoir eu une excellente nuit, l'enfant réclame un peu de nourriture. Potage au tapioca, un peu de vieux vin de Bordeaux dans un verre d'eau sucrée, enfin un potage à la semoule. La convalescence a lieu après vingt jours de traitement, et je vois la malade une dernière fois pour lui prescrire un régime tonique et fortifiant, de viandes grillées, de consommé et de vin de Bordeaux.

55ᵉ OBSERVATION.

Cholérine grave. — Perchlorure de fer. — Guérison.

M. C..., âgé de dix-huit ans, tempérament sanguïu, n'a jamais été malade : lorsqu'à la suite d'une soirée prolongée, il est pris, en rentrant dans son domicile, d'une diarrhée assez abondante, qui se dissipe par le repos et une boisson d'eau de riz, édulcorée avec le sirop de coing. Quelques jours après, le convalescent se fatigue de nouveau au plaisir de la danse, et courbaturé, il prend le lit avec frisson, fièvre, et les coliques se manifestent le matin avec évacuations abondantes répétées et tout à fait aqueuses.

Le lendemain à sept heures, surviennent des nausées, suivies bientôt de vomissements de matières liquides, blanchâtres : le malade veut se lever, pour aller sur le vase, il tombe en syncope dans les bras de son père.

A ma première visite, le malade se présente avec les yeux caves, visage altéré; le vomissement, les évacuations se renouvellent fréquemment en ma présence, le facies est crispé chaque fois que les coliques et les douleurs épigastriques ont lieu. Enfin, la voix est affaiblie, le pouls ralenti, la langue racornie, décolorée et presque froide. Du reste, quoique chaudement couché, le malade tremble de froid et les crampes se manifestent dans les jambes.

A la vue de symptômes aussi graves, je ne balance pas à prescrire au malade une cuillerée de sirop de perchlorure, répétée toutes les heures, et un lavement de la solution normale à 30 degrés, 1 gramme de solution, 100 grammes d'eau distillée, avec la recommandation d'y revenir si les symptômes s'aggravent. Heureusement le premier lavement est toléré et dès l'instant les garderobes cessent entièrement, et après six heures de la médication, le sirop a fait justice même des nausées et la réaction commence. Dans la soirée elle était aussi complète que possible, la peau est chaude, haliteuse, le pouls se relève, la langue est humide, large et blanche à sa base, avec chaleur normale, les yeux sont plus expressifs et la face a repris son expression ordinaire.

Le sirop n'est prescrit qu'à de longues distances, avec une tisane de camomille.

Le troisième jour, le malade a passé une bonne nuit, l'appétit se réveille. Diète absolue, boissons de tisanes stimulantes et carminatives. Le jour suivant, bouillon gras, potages légers de vermicelle, qui sont supportés sans inconvénient. La convalescence a lieu, et la santé entièrement rétablie dans l'espace de huit jours.

56e OBSERVATION.

Fièvre puerpérale. — Perchlorure de fer. — Guérison.

Dans le mois de juillet 1858, je fus prié de voir une femme qui était accouchée depuis cinq jours d'un enfant putréfié, pendant qu'elle touchait au terme de sa grossesse. La sage-femme qui l'avait assistée me dit n'avoir rien observé de particulier dans le travail, le délivre paraissait être sorti en entier. Le deuxième jour après l'accouchement, la malade est prise de frisson et de fièvre ; on crut d'abord que c'était la fièvre de lait, mais l'état de l'accouchée ayant empiré, j'ai été appelé pour lui donner des soins.

Je trouve la femme dans l'état le plus franc d'une infection putride, présentant la fièvre puerpérale la mieux caractérisée ; lochies fétides, ventre gonflé, sensible à la pression, respiration anxieuse, visage altéré, peau terne, pommettes saillantes, yeux entourés d'une auréole foncée, parole brève, légères fuliginosités sur les dents, inquiétude sur sa position, netteté des idées pendant la veille, rêvasserie dans l'assoupissement, prostration prononcée des forces, pouls à 144, et très peu résistant.

Il n'y avait pas de temps à perdre, je prescris d'abord un éméto-cathartique pour me débarasser des matières excrémentielles et pour stimuler les absorbants intestinaux, ensuite je fais prendre une cuillerée à bouche de sirop de perchlorure de fer, qui, de toutes les préparations ferrugineuses, paraît à mes yeux, le plus apte, par sa solubilité et ses principes constituants à combattre la décomposition des liquides et à condenser les principes plastiques du sang. J'ai fait préparer une forte décoction de quinquina et un excellent consommé, qui ont été administrés avec la potion, alternativement toute les heures. Cette médication a été suivie dans les premières vingt-quatre heures, elle a procuré dès le lendemain un mieux notable dans tous les symptômes graves de la maladie. J'ai continué mes prescriptions pendant trois jours, pour en ralentir les doses au fur et à mesure que le mieux-être se prononçait davantage. La femme est guérie.

57ᵉ OBSERVATION.

Fièvre typhoïde grave. — Perchlorure de fer. — Guérison.

Mademoiselle A..., âgée de douze ans, est prise, le 4 février 1859, d'une fièvre, qui, au bout de cinq à six jours, présente tous les caractères de la fièvre typhoïde confirmée à forme cérébrale.

Le 16, l'état de la malade qui depuis deux jours semblait s'améliorer, s'aggrave subitement; dans la nuit, elle a plusieurs selles sanguinolentes. Le matin à ma visite, on me présente un vase de nuit plein de sang en caillot, et devant moi, la malade expulse une grande quantité de sang liquide ; facies hippocratique, pouls filiforme. On désespère de la malade. Je prescris toutes les heures une cuillerée à café de sirop de perchlorure de fer. Le soir l'état, quoique alarmant, a changé, le pouls est revenu à 120 ; pas de selles sanguinolentes.

Le 17, ventre ballonné, douloureux, frictions avec l'onguent napolitain. Cataplasmes, le sirop est continué toutes les deux heures ; deux selles d'un noir foncé, sans une goutte de sang.

Le 19, les selles redeviennent à l'état normal, la fièvre typhoïde continue son cours, elle se termine heureusement, non sans présenter encore des phéno-mènes du côté de la poitrine, phénomènes assez fàcheux pour donner encore quelque inquiétude sur la vie de la jeune fille. La convalescence a lieu, guérison.

Enfin, je trouve dans la *Revue médicale* que M. le docteur *Vigla* rédige avec autant de sagesse que d'autorité, un exemple d'application heureuse de l'usage interne du perchlorure de fer. Il s'agit des bons effets que ce praticien distingué vient d'obtenir lui-même dans un cas de catarrhe chronique très intense de la vessie, dû à la présence permanente d'une sonde dans cet organe frappé de paralysie. Les injections d'eau froide, l'eau de goudron, l'usage intérieur de l'infusion de bourgeons de sapin, de la térébenthine, n'avaient pu modifier la maladie, qui se compliquait d'hémorrhagies assez abondantes pour compromettre la vie du malade. Ces dernières avaient de plus l'inconvénient grave de rendre l'émission de l'urine parfois impossible, le sang coagulé bouchant les yeux de la sonde et obligeant le chirurgien à des manœuvres difficiles et douloureuses.

Saisissant l'indication qui lui était fournie par l'hémorrhagie, M. *Vigla* a eu recours au sirop de perchlorure de fer, qui lui a donné un résultat inespéré, en faisant cesser complétement ce symptôme dès le second jour et un peu plus tard en

diminuant de plus des deux tiers la sécrétion purulente, à tel point qu'en raison des effets obtenus
dans les quinze premiers jours, M. Vigla ne désespère pas de voir céder entièrement l'état catarrhal
et la paralysie de la vessie.

Je suis loin d'avoir accompli entièrement ma
tâche en signalant les phénomènes morbides, dans
lesquels le perchlorure de fer a pu manifester sa
puissante manière d'agir. La pratique médicale
espère que cet agent thérapeutique dont l'efficacité
est aujourd'hui reconnue dans les hémorrhagies,
les flux muqueux immodérés, la putridité des solides et des liquides, étendra son domaine dans un
plus grand nombre de pyrexies. S'il a le privilège
d'arrêter les pertes sanguines, qui ont lieu dans
les fièvres éruptives de la rougeole, de la scarlatine, de la petite vérole, il modifie encore les sécrétions abondantes des membranes muqueuses dans
les cas de dysenteries épidémiques, de fièvre typhoïde, de fièvre jaune; il restitue au sang les qualités plastiques qu'il a pu perdre dans les périodes
de la fièvre putride, maligne, etc., phénomènes
morbides qui n'ont d'action fâcheuse sur l'orga-

nisme, que lorsque l'économie affaiblie dans ses propriétés vitales, n'a plus la puissance de réagir énergiquement contre les causes délétères de destruction générale, si un médicament puissant ne vient rétablir l'équilibre dans les fonctions physiologiques de la vie.

J'aurais pu donner à ce volume une étendue plus considérable, si j'avais voulu tout à la fois présenter des considérations anatomiques et physiologiques suivant les cas de maladies que j'ai pu observer ; et si j'avais voulu comparer surtout l'action thérapeutique du perchlorure de fer à l'action de certains médicaments justement préconisés en médecine.

Grâce à l'expérimentation de tous les jours, le perchlorure de fer est partout en progrès. Tranquille sur son avenir, je puis avec confiance livrer à la publicité un travail imparfait sans doute, mais qui a le mérite de la nouveauté, bien convaincu que des praticiens plus habiles que moi reconnaîtront, à l'usage du perchlorure, que ce sel ferrique est digne dans beaucoup de circonstances de fixer leur attention. Quant à moi, je m'estime très heureux, d'avoir pu, par ma persévérance, signaler au corps médical les propriétés nouvelles de ce sel chimique dans un grand nombre de maladies.

D'où je conclus :

1° Que le perchlorure de fer est sans aucun danger dans son usage à l'intérieur et son application externe ;

2° Que le perchlorure de fer est l'hémostatique le plus puissant connu dans les hémorrhagies en général, hémoptysies ou crachements de sang, les pertes utérines, les hémorrhoïdes, les varices, etc. ;

3° Que le perchlorure de fer est modificateur des tissus, mais surtout modificateur thérapeutique des membranes muqueuses dans les blennorrhagies, les leucorrhées, ou flueurs blanches, la chlorose, l'anémie, la diphthérie couenneuse et croupale, etc. ;

4° Que le perchlorure de fer est antisyphilitique, puisqu'il a la propriété de guérir les chancres, les ulcérations du vagin et de la matrice, aussi bien que les accidents secondaires et tertiaires syphilitiques, sans avoir à redouter les dangers qui se manifestent par l'usage du nitrate d'argent, de l'iode, du mercure et de leurs composés ;

5° Que le perchlorure de fer est un médicament d'une grande puissance médicatrice dans les affections scrofuleuses et dans les maladies parasitaires de la peau, mentagre, acné, teignes, etc.;

6° Que le perchlorure de fer concentré, mis en usage de quelques gouttes dans un peu d'eau, est le cosmétique hygiénique et préservatif le plus utile à la toilette des femmes.

APPENDICE.

ACADÉMIE IMPÉRIALE DE MÉDECINE.

Discussion sur l'action du perchlorure de fer dans le purpura hæmorrhagica.

L'Académie a soulevé pendant plusieurs séances une discussion importante sur le mode d'action du perchlorure de fer dans l'économie. Je suis heureux de profiter de ce puissant concours, par la raison qu'en reproduisant par des extraits les appréciations thérapeutiques développées par des académiciens éminents et par l'élite des écrivains de la presse médicale, j'ai l'occasion de donner à la publicité de mon travail un certain attrait piquant d'actualité.

« C'est M. Blache qui a ouvert le feu sur le perchlorure, ou plutôt pour le perchlorure, feu nullement violent ni meurtrier, mais au contraire tempéré et bienfaisant, comme tout ce que fait M. Blache. C'est une bonne pensée qui a porté l'honorable académicien à prendre la parole, celle de rendre à César ce qui appartient à César, quoique ce soit peut-être beaucoup dire que d'appeler M. Deleau un César. Quoi qu'il en soit à l'égard de ce point particulier, il nous semble que M. Deleau a assez fait pour la vulgarisation de cet agent thérapeutique, pour qu'on eût pu associer au moins son nom à celui des médecins qui ont été cités dans le rapport. »

Telle est pourtant la justice de l'Académie impériale de médecine à l'égard d'un praticien qui défend avec indépendance une vérité qui dérange peut-être la position scientifique de quelques sommités médicales. *Auto-da-fé académique.*

L'allocution de M. Blache est présentée en ces termes :

« Messieurs,

» Je lis dans le rapport de M. Devergie sur le mémoire de M. Pize :

« M. Pize (de Montélimart), il faut le reconnaître, » a été le premier à signaler les avantages que » donne le perchlorure de fer dans le traitement du » *purpura hæmorrhagica.*

» C'est le 1er février 1857 qu'il insérait dans le » *Moniteur des hôpitaux* les observations qu'il avait » faites en ce qui concerne le *purpura hæmorrha-* » *gica;* aussi M. Pize revendique-t-il en tête de » son mémoire la priorité de cet emploi. »

» Eh bien, messieurs, en 1856, appelé en consultation par M. le docteur Deville auprès d'une petite fille atteinte d'un *purpura hæmorrhagica* fort grave, M. le docteur Thierry, notre excellent et regrettable confrère, ami intime de la famille, nous écrivit pour nous engager à donner à notre jeune malade le perchlorure de fer dont il s'était servi, nous disait-il, plusieurs fois déjà avec succès dans des cas semblables. N'ayant pas nous-même employé ce médicament à l'intérieur, et Thierry ne nous donnant point de détails précis sur la meilleure manière de l'administrer, je crus devoir écrire à M. Deleau dont j'avais lu, dans la *France médicale*, quelques articles sur le perchlorure de fer, pour lui demander s'il avait eu occasion de prescrire le perchlorure de fer dans le *purpura hæmorrhagica*, à quel degré et à quelle dose il devait être donné.

» A cette lettre, datée du 3 août 1856, M. Deleau répondit immédiatement et affirmativement, en me fournissant toutes les indications que je réclamais de son obligeance.

» Depuis cette époque, soit en ville, soit à l'hôpital des Enfants, j'ai mainte et mainte fois administré le perchlorure de fer dans le *purpura hæmorrhagica*, et avec des résultats, non pas constamment, mais le plus ordinairement favorables.

» Il me paraît donc hors de doute qu'avant la publication faite en 1857 par M. le docteur Pize, M. Thierry et surtout M. Deleau avaient conseillé et mis en usage le perchlorure de fer dans le *purpura hæmorrhagica*. »

Voici en peu de mots l'observation qui m'a mis

sur la voie d'employer le perchlorure de fer dans
une hémorrhagie de purpura, hémorrhagie, quoi
qu'en dise M. Devergie, où cet agent thérapeutique
a été utilisé par mes soins pour la première fois en
1855, dans la pratique médicale interne.

58ᵉ OBSERVATION.

Purpura hæmorrhagica. — Perchlorure de fer. — Guérison.

Mademoiselle E..., âgée de six ans, d'une constitution assez brillante, est prise, à la suite d'une pro-
menade prolongée, de lassitude, accompagnée pendant deux jours d'un mouvement fébrile.

Appelé auprès de la malade, la peau est chaude,
le pouls bat 120 pulsations, la soif est vive ; mais la
jeune enfant ne présente à l'examen aucune lésion
sensible dans les organes splanchniques, sinon une
grande courbature : les urines sont rougeâtres. Prescription : boissons émollientes, édulcorées avec le
sirop d'oranger.

Dans la nuit du troisième jour de la maladie, une
épistaxis se manifeste, mais le sang s'écoule en petite quantité. L'hémorrhagie se renouvelle vers le
matin plus abondante ; elle est suivie dans la journée

d'une hémorrhagie intestinale qui a lieu trois fois dans l'espace de quelques heures, et quelques taches apparaissent sur les jambes et dans l'intérieur des cuisses. Ces taches grandissent de la largeur d'une lentille, rouges, violacées, et les gencives expriment un sang noir qui se fige sur les bords des lèvres. Cet état grave persiste le lendemain, cinquième jour, malgré les boissons froides acidulées, et la malade perd ses forces; le pouls est filiforme, déprimé et donne 130 pulsations. Tous les symptômes d'un *purpura hæmorrhagica* se présentent à mes yeux avec toute sa gravité. J'avertis la famille qui, confiante dans mes soins, me livre leur enfant sur lequel j'utilise le perchlorure de fer, employé pour la première fois dans une pareille maladie; mais j'étais déjà rassuré des bienfaits de la médication perchloro-ferrique, mise en pratique par mes soins depuis deux années sur les hémorrhagies de diverse nature.

Je prescris alors une cuillerée à café du sirop de perchlorure de fer de 8 grammes de solution à 30 degrés dans 490 grammes de sucre, cuillerée que je renouvelle toutes les heures dans la valeur d'un peu d'eau fraîche. Je badigeonne les taches de la peau avec un tampon de charpie imbibé d'une eau per-

chlorurée de 4 grammes de solution à 30 degrés dans
100 grammes d'eau, et je continue les boissons froides
édulcorées avec le sucre, sans acide ; un peu de vin
et du bouillon gras pour alimentation. Sous la puissance de cette médication active, une amélioration
sensible se manifeste le septième jour de la maladie.
L'hémorrhagie nasale se réduit à peu de chose ; l'hémorrhagie intestinale ne s'est reproduite que deux
fois ; les taches ecchymosées s'arrêtent dans leur
progrès d'envahissement, et tous les symptômes fâcheux s'amendent pour amener au douzième jour un
commencement de convalescence qui ramène le sommeil. La malade répare ses forces par les secours
d'une alimentation convenable, et la santé est complétement rétablie au bout de vingt-cinq jours depuis
l'invasion de la maladie.

« Nous recevons de M. Pize la lettre suivante,
dit M. de Castelnau, que nous insérons volontiers,
bien que nous la croyions inutile. Tout le monde,
en effet, est fixé sur la date de la publication de
notre honorable collaborateur. En droit strict, la
priorité lui est acquise, puisque la priorité ne peut
se juger que par des publications ou des commu-

nications publiques. Mais si les droits de M. Pize
ne peuvent être contestés, on ne saurait méconnaître davantage ceux que la communication de
M Blache octroie à M. Deleau. Nous ne pouvions
nous dispenser de le faire ressortir. »

Ces paroles, justes et vraies, réveillent en moi
une pensée pénible, à savoir que M. Devergie déclare à l'Académie que la commission n'a pu, dans
le courant d'une année, recueillir un seul cas de
purpura hæmorrhagica à pouvoir expérimenter le
mode d'action du perchlorure de fer. Dans cette
pénurie, l'honorable secrétaire annuel oublie dans
ses recherches la lettre précieuse de M. Blache,
insérée d'abord dans le *Moniteur des hôpitaux*, et
ensuite publiée dans ma lettre à M. Robert à l'occasion des récompenses académiques. Cette négligence est d'autant plus grave qu'elle permet d'accuser M. Devergie de partialité scientifique, à
moins d'un parti pris de considérer comme *gênant*
le seul expérimentateur persévérant du perchlorure
de fer. Et si M. Devergie n'a pas cru devoir recti-
fier en ma faveur un travail déjà préparé, mon
obligeance à venir à son aide lui a donné le moyen

dans sa réplique de s'appuyer sur une masse de
faits inconnus et recueillis soit en ville, soit dans
l'hôpital des Enfants, par les soins de MM. Thierry,
Blache, Deleau. En effet, la vérité est une, semblable au soleil qui, par la puissance de ses
rayons, dissipe les nuages qui l'obscurcissent. Et si
M. Blache n'a pas cru devoir publier en 1856 les
cas de *purpura hæmorrhagica* qui se sont présentés
dans sa nombreuse clientèle, c'est que l'honorable
académicien n'a jamais eu la pensée de distraire,
pas plus que moi, le *purpura hæmorrhagica* du
cadre des hémorrhagies générales guéries par
l'usage du perchlorure de fer ; mais aujourd'hui la
poire est mûre, et chacun veut avoir sa petite part
de priorité dans le perchlorure de fer.

Quoi qu'il en soit, l'allocution de M. Blache n'a
été qu'un préliminaire, la véritable discussion a
commencé avec M. Trousseau. L'honorable académicien a envisagé, avec un talent plein de finesse
et d'esprit, le rapport de M. Devergie à deux points
de vue : l'un relatif à l'action du perchlorure de
fer sur le purpura ou à la thérapeutique spéciale ;
l'autre sous le point de vue relatif à l'action du per-

chlorure de fer, et aux considérations invoquées par M. Devergie pour expliquer ce mode d'action ou à la thérapeutique générale.

Mais l'éloquence académique a des dangers que ne présente pas l'éloquence parlementaire; elle peut être préjudiciable à la science et surtout à la santé des malades; car je me demande quelquefois si l'éminent thérapeutiste croit sérieusement à l'efficacité thérapeutique de la médecine. En effet, son langage aujourd'hui contredit entièrement ce qu'il écrit dans son *Traité de matière médicale*. S'il en est ainsi, j'engage M. Trousseau, dans l'intérêt des praticiens, de brûler les pages de son livre qui traitent du perchlorure de fer; ce qui n'empêche pas le savant professeur de posséder le rare privilége de captiver l'attention de son auditoire par une élocution brillante, fleurie, imagée; d'exciter l'hilarité générale par des aperçus heureux; mais lorsque sa parole piquante ne retentit plus dans l'enceinte de l'Académie, la foule s'écoule, et s'égaye dans un doute peu favorable à la science. Ceci me rappelle une anecdote assez exemplaire.

Un prélat, doué de beaucoup d'esprit, prêchait

un jour en présence de la cour brillante du grand
roi Louis XIV. Le sermon impressionna vivement
l'âme du puissant monarque qui se hâta, entouré
de tous ses courtisans, de complimenter le savant
orateur par des paroles bienveillantes, en les ac-
compagnant d'un riche présent royal. Le prédica-
teur, se croyant déjà bien en cour, eut la sotte
vanité d'exprimer à Sa Majesté qu'il lui ferait
éprouver un nouveau plaisir dans un second sermon
plus spirituel encore, en combattant par des argu-
ments plus persuasifs le thème qui avait fait le
charme du célèbre monarque. Le grand roi, sans
dire un mot, lui tourna les talons, et le prélat fut
banni de la cour de Versailles pour avoir voulu
prouver qu'il avait trop d'esprit.

Je suis bien loin de la question du perchlorure
de fer dont on ne parlait point à cette époque,
quoique l'alchimie fût en haute faveur, mais la
chimie positive était encore à naître. Il est vrai que
le savant médecin de l'Hôtel-Dieu n'aime pas les
chimiâtres. Quant à moi, je ne fraye guère les théo-
riciens ; je m'incline de préférence devant les faits
d'observation pratique, ce qui est plus sûr et moins

contestable, la théorie n'étant affirmative à mes yeux que pour les sciences exactes. Et si M. Trousseau avait rempli à mon égard le devoir que lui avait imposé l'Académie en 1856, l'expérimentation de quelques années de plus aurait donné à son argumentation une valeur plus positive et beaucoup moins spéculative. Je sais bien que l'opium fait dormir, qu'il calme la douleur; je sais aussi que le perchlorure de fer coagule le sang, qu'il arrête l'hémorrhagie. Il n'est pas nécessaire, sans exciter le rire, de chercher pourquoi le perchlorure ne coagule pas le sang pendant ses pérégrinations à travers les liquides et les tissus depuis l'estomac jusqu'à la partie malade qui attend avec impatience les secours de la médication ferrique. Il n'est pas nécessaire, sans en rire, de mieux répartir à volonté le fer dans le sang des chlorotiques qui n'ont pas besoin de ferrugineux, comme le conseille M. Trousseau, ce qui est de la même force stratégique. Qui m'expliquera affirmativement l'action du sulfate de quinine dans la fièvre intermittente, l'influence du baume de copahu sur la membrane muqueuse de l'urèthre, de la digitale sur le cœur

dans le ralentissement de la circulation sanguine,
du seigle ergoté sur les contractions de la matrice
pendant l'accouchement, etc.? Que le praticien
s'occupe à faire de la bonne médecine pratique, et
que le penseur se livre aux doux charmes de la
rêverie méditative. Il n'y a qu'un homme de génie
qui peut faire ou détruire une théorie médicale :
l'époque actuelle n'en présente malheureusement
aucun ; il faut s'en contenter, car le génie seul a
le pouvoir de produire les grands hommes dans les
sciences, les arts, l'industrie. Heureusement la
France possède un monarque qui a du génie pour
tous. Il embellit sa capitale par d'immenses travaux
d'utilité publique ; il combat victorieusement sur les
champs de bataille les ennemis du vote universel de
l'élection populaire ; il agrandit le territoire de la
France, et sa volonté puissante fait trembler les
puissances de l'Europe.

Il reste néanmoins, de la brillante improvisation
de M. le professeur Trousseau, la consécration
d'un principe logique qui seul fait progresser les
sciences, surtout la médecine, principe évoqué par
les grands maîtres dans l'art de guérir.

« C'est qu'au lieu de discuter, dit **M.** Trousseau, sur ces graves et insolubles questions de vitalisme, d'organisme, de matérialisme, comme les conciles œcuméniques d'autrefois, nous ferions mieux d'exa-miner purement et simplement, de nous en tenir d'abord à la constatation des faits, puis nous philo-sopherons, s'il est possible, en cherchant à ne pas nous écarter des limites du raisonnable.

» En thérapeutique, l'expérimentation doit être le point de départ : la systématisation ne doit venir qu'ensuite ; c'est ainsi que par la déduction nous arriverons à des notions d'une immense valeur. On a guéri d'abord empiriquement ; c'est ainsi qu'ont débuté les médications les plus actives et réputées les plus rationnelles. Avant d'édifier la médication dite *substitutive*, on a introduit empiri-quement des collyres irritants dans l'œil enflammé ; avant de traiter le goître et la syphilis tertiaire par l'iodure de potassium, on les guérissait empirique-ment avec l'éponge brûlée. Ne soyons pas plus ambitieux que cela, et nous ferons de la bonne thé-rapeutique.

» Ah ! messieurs, disons-le bien haut, nous

ignorons le mode d'action de presque tous les remèdes. Pourquoi donc craindre de confesser notre
ignorance ? En vérité, il semble que ce mot :
J'ignore, écorche la gorge de tous les médecins.
Oui, nous ignorons tout du mode d'action interne
des agents de la matière médicale, et pourtant nous
savons beaucoup aussi, et nous saurons d'autant
plus, que nous nous résoudrons mieux à ignorer
ce qui ne nous sera jamais donné de connaître.

» Il semble, messieurs, que seuls nous ayons le
triste privilége de l'ignorance des causes intimes.
Demandez aux physiciens ce qu'ils savent de l'élec-
tricité et de la lumière en dehors des phénomènes
qui les caractérisent et des lois qui les régissent.
Ils expérimentent, ils constatent des faits, ils les
systématisent ; mais ils ont mille fois raison de ne
pas vouloir pénétrer là où il ne sera jamais donné à
l'intelligence humaine de pénétrer. J'en dirai autant des chimistes dont le rôle est encore bien beau,
sans qu'ils aient à se mêler de nos affaires.

» Pour nous, messieurs, comme pour les chimistes et les physiciens, l'empirisme est le premier
moyen de connaître. En thérapeutique, nous con-

statons des effets de médicaments : c'est le fait brut, sans interprétation. Les faits se multiplient, deviennent comparables, et nous jugeons ; c'est déjà un élément de systématisation. Puis nous groupons les faits analogues, et nous établissons des lois, nous constituons ce que l'on appelle une médication.

» Mais si certains médicaments sont en quelque sorte personnels, s'ils ne se prêtent à aucune systématisation, prenons-les tels qu'ils sont, appliquons-les dans les cas où l'expérience nous a appris qu'ils pouvaient être utilement appliqués, et ne cherchons pas de vaines et stériles explications.

» Je me résume et je dis : la thérapeutique sera d'autant plus près de la vérité que l'on se décidera plus franchement à confesser son ignorance relativement au mode d'action intime des remèdes ; que l'on étudiera plus spécialement chaque médicament ; que l'on sera plus sensiblement attaché à l'expérimentation.

» Ce qui n'exclut ni la spontanéité de la direction primitive des expériences que l'on doit conduire et qui ne doivent pas nous conduire, ni la sagacité

dans la recherche, ni même les déductions philoso-
phiques. »

En présence d'un langage aussi rationnel, il
sera difficile, même à un écrivain qui n'est pas sans
mérite, de détruire par ses allures prophétiques
l'impression puissante que l'improvisation remarquable de M. Trousseau a faite sur tous les esprits.
L'honorable professeur, à part de légères erreurs
de philosophie sceptique, a été tout à la fois, dans
son argumentation, savant physiologiste, thérapeutiste éclairé et praticien habile.

Le *trop* d'esprit de M. Trousseau a été *gênant*
pour beaucoup de monde : aussi des adversaires
éminents de l'Académie et de la presse médicale
ont voulu rompre une lance avec l'intrépide im-
provisateur. Chaque contradicteur, suivant sa manière de voir en médecine, est venu combattre
avec ses propres armes, et la discussion de spéciale
qu'elle devait être, s'est soutenue puissante sur le
terrain de la thérapeutique générale. Quant au
perchlorure de fer, relégué sur le second plan,
le débat n'a rien fait connaître de nouveau, par la
raison que la plupart des orateurs et des écrivains

qui en ont parlé, ne connaissent pas encore assez
largement par l'expérimentation, les propriétés
remarquables du perchlorure de fer. Aussi dans
une réplique plus impartiale M. Devergie a-t-il
ramené la discussion sur son véritable terrain, où
il a maintenu, par de nouveaux faits pratiques, la
substance de son travail académique sur l'emploi
efficace du perchlorure de fer dans les affections
variées du purpura. Et sans abandonner le débat
sur les principes de thérapeutique générale, il a
combattu par des citations heureuses, les attaques
provocatrices de son collègue.

« Je me demande donc, dit M. Devergie, quelle
peut être la raison qui porte M. Trousseau à nier
l'efficacité du perchlorure de fer dans cette circonstance. Ne serait-ce pas parce que ce fait porterait
une grave atteinte à ses théories touchant le mode
d'action des ferrugineux dans l'économie ? Suivant
M. Trousseau, le fer ne reconstitue pas le sang
d'une manière directe, il ne le fait que d'une manière indirecte et médiate, en agissant sur l'estomac, dont il active les fonctions, et en mettant les
malades à même de mieux s'alimenter. La recon-

stitution du sang, en un mot, n'est que le fait de l'alimentation. Le fer n'agit donc qu'en vertu d'une propriété entièrement dynamique.

« J'arrive maintenant, dit-il, à la question de doctrine. Ici je me trouve contraint de défendre les doctrines chimiques contre les attaques de mon collègue. M. Trousseau a cité l'exemple de la métrorrhagie à l'appui de ses doctrines dynamiques, pour montrer qu'il était absurde d'admettre une action directe du médicament sur les capillaires d'où s'écoule le sang. Mais sa théorie dynamique l'explique-t-elle mieux? L'action directe du perchlorure de fer sur l'albumine du sang est un fait qu'il est impossible aujourd'hui de nier. Quant à l'objection que M. Trousseau tire de ce que le perchlorure de fer, suivant lui, ne serait point absorbé, je ferai remarquer qu'il n'a pas toujours professé la même opinion à cet égard. S'il n'admet pas l'absorption de fer à la tribune de l'Académie, il l'admet dans son *Traité de thérapeutique*.

» Enfin, je demanderai à M. Trousseau ce qu'il entend mettre à la place des faits et des explications qu'il combat. Pour moi, si j'avais à formuler une opinion, je prendrais entre les deux doctrines opposées une sorte de position de juste milieu. Il me paraît que les faits ont mis hors de doute l'absorption du fer. Si donc on admet le transport du fer dans le sang, ne peut-on pas admettre aussi qu'il puisse agir directement sur le siége d'une hémorrhagie? Le perchlorure de fer aurait donc, d'après cette manière de voir, une double action, une action sur le sang et une action sur la contractilité des tissus. »

M. Poggiale, vivement piqué de l'épithète mal interprétée de *chimiâtre*, a cru devoir prendre la parole pour défendre non-seulement les chimistes, mais encore la chimie moderne, qui depuis quatre-vingts ans a donné à la science médicale des agents d'une grande puissance thérapeutique. L'honorable académicien, après avoir effleuré le mode d'action du perchlorure de fer, s'est livré à une argumentation savante sur le mode d'action des forces physiques et chimiques des médicaments employés contre les nombreuses maladies de l'organisme. Mais, loin de ne donner que des explications physiologiques raisonnables, M. Poggiale en a dépassé le but, en comparant l'estomac de l'homme à une cornue de laboratoire. Et son érudition a été ébranlée en présence du sacrilége que sa belle intelligence allait commettre : celui de nier la puissance inconnue qui anime les corps organisés. L'auditoire attentif a vu alors avec satisfaction le matérialisme impuissant s'incliner respectueusement devant l'assemblée la plus illustre de l'Europe.

« Nous n'avons pas la prétention, dit l'honorable M. Poggiale, de remonter aux causes premières. Nous ne connaissons pas le premier moteur et probablement l'homme ne le connaîtra jamais. Et si vous me demandiez maintenant quelle est mon opinion sur l'action thérapeutique du fer, je vous répondrais que j'appartiens au camp nombreux des médecins et des chimistes, qui, comme le dit M. le rapporteur, suivent avec intérêt les découvertes de la chimie moderne, font des analyses chimiques, qui prouvent que dans la chlorose le chiffre des globules et du fer diminue, étudient avec soin l'action des ferrugineux sur le sang et attendent un plus grand nombre de faits avant de formuler une théorie. »

« Non ! je ne compare pas, a dit l'orateur, l'estomac à une cornue, parce que dans la cornue les conditions dans lesquelles les réactions chimiques, physiques, mécaniques *et autres qui nous échappent…* (De toutes parts : Ah ! ah ! nous y voilà !) Et puis, j'admets que tous ces phénomènes *sont dépendants de la vie.* » (A la bonne heure !)

Pendant que M. Poggiale s'escrime à lancer sur le vitalisme les traits de sa critique amère, M. Piorry, impatient de combattre, prépare les armes de sa vaste érudition personnelle, pour venir en aide à l'insuffisance clinique du savant chimiste. En effet, le très honoré professeur a. pendant deux séances entières, su captiver par le charme de son éloquence hardie et caustique, l'attention d'un public bénévole. Mais, à mon regret, M. Piorry n'a rien formulé de neuf sur le mode d'application du perchlorure de fer, sinon d'avoir cherché, avant son argumentation de thérapeutique générale, à amoindrir à son profit les droits contestables de M. le docteur Pize, qui a pu puiser, élève à la clinique de la Charité, l'indication des expériences dont il a fait part depuis à l'Académie.

Je demanderai donc à M. Piorry, homme d'étude et de progrès, s'il ignorait, il y a trois ans, les articles de M. Deleau, publiés en 1856 dans le *Journal de la France médicale*, et s'il ignorait consciencieusement le mémoire de M. Deleau lu à l'Académie des sciences dès l'année 1856.

Mais ce qui, à mes yeux, est le comble de l'erreur, et conduirait la science médicale à un crétinisme inévitable, c'est le langage bizarre d'un savant professeur de l'École de médecine qui, médecin de l'hôpital de la Charité, déclare à la tribune académique :

« Que le perchlorure de fer a été employé dans cet établissement pour combattre à cette époque, avec le plus grand *succès*, des hémorrhagies des muqueuses, soit externes ou internes. Il est vrai qu'on avait administré en même temps aux malades des jus d'herbes, ainsi que M. Piorry a l'habitude de le faire et qu'il est peut-être difficile de faire la part exacte à chacun des médicaments. Pourquoi, dira-t-on, n'avoir pas fait des expériences comparatives ? Ce à quoi l'habile organicien répond : qu'il n'est pas permis à un médecin d'hôpital, à un professeur de clinique, de négliger un moyen de traitement dont il est sûr (*les jus d'herbes dans un cas d'hémorrhagie*), pour en essayer un douteux et dont l'action lui est inconnue (le perchlorure de fer, malgré les succès obtenus). C'est là un de ces devoirs de conscience avec lesquels le médecin ne doit pas transiger. » Mais avec une pareille clinique où en serait la science médicale? Je déclare que ma conscience est bien tranquille, même au milieu d'une population justiciable de la loi. Cette position exceptionnelle m'a sauvé peut-être, tout en faisant mon devoir, de l'envie de *rapiner* le bien d'autrui, satisfait du bien que j'ai pu recueillir pendant une expérimentation de cinq années, et qui est aujourd'hui profitable à la science.

J'ai cherché le plus brièvement possible à rendre un compte fidèle de la discussion de l'Académie, discussion qui paraît devoir se prolonger indéfiniment. Je laisse alors aux écrivains plus habiles que moi le soin d'apprécier l'importance des théories de philosophie médicale, émises par les membres de la docte assemblée. Quant à moi, je me suis occupé spécialement à recueillir du débat tout ce qui avait rapport au perchlorure de fer. La récolte a été peu productive relativement à la mienne. Mon terrain est plus fertile en utilité du mode d'application du perchlorure, en qualité, en quantité et en effets thérapeutiques de ce sel ferrique dans l'économie, par la raison que toute discussion amène une dissidence tellement marquée, que les adversaires abandonnant la question en litige, se livrent à des digressions qui flattent plus avantageusement le goût de leurs études personnelles.

Il y a même à ce sujet une remarque curieuse à faire. Tandis que l'on cherche officiellement à repousser toutes les questions de doctrine et qu'on proclame leur inutilité, ces questions reviennent forcément d'elles-mêmes à propos de chaque fait particulier. C'est un spectre qui effraye, que l'on repousse, mais qui se redresse obstinément à tout propos. Quelques points de l'histoire de la variole, une légère modification du séton, la cruelle maladie qui décime des femmes en couches, un certain nombre de maladies cutanées, l'iodisme constitutionnel et le sulfate de cinchonine ; aujourd'hui, enfin, le *purpura hæmorrhagica*, la moindre occasion, sont le prétexte fortuit de luttes retentissantes où viennent se heurter, sans résultat profitable à l'humanité, les opinions dogmatiques les plus opposées. C'est à qui s'efforcera de se renfermer dans les questions spéciales, et l'on se heurte à chaque pas aux questions générales. Mais je m'aperçois que je m'expose aux orages de la vie scientifique; en pilote prudent, je ramène bien vite au port ma modeste cargaison, et pour la sauver du danger du naufrage, j'accroche mon navire à l'ancre protectrice du progrès. *Amen.*

FIN.

Erratum. — Page 22, ligne 16, au lieu de : dans un *pot* d'eau fraîche; lisez : dans un *peu* d'eau fraîche.

TABLE DES MATIÈRES

CONTENUES DANS CE VOLUME.

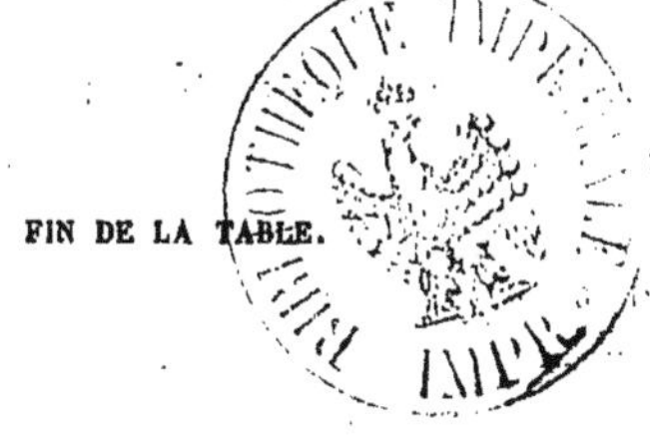

FIN DE LA TABLE.

CATALOGUE DES LIVRES DE FONDS

DE LA LIBRAIRIE

ADRIEN DELAHAYE

Paris, place de l'École-de-Médecine, 23.

NOTA. — On peut se procurer tous les ouvrages qui se trouvent dans ce catalogue, par l'intermédiaire de MM. les Libraires de France et de l'étranger.

ANNALES DES MALADIES CHRONIQUES

(MÉDECINE ET CHIRURGIE)

ET DE L'HYDROLOGIE MÉDICALE.

RÉDACTEUR EN CHEF : LE DOCTEUR ANDRIEUX (DE BRIOUDE).

Le prix de l'abonnement est : Pour toute la France, 15 fr.
Pour l'étranger, 18 fr.

Le journal paraît tous les mois par cahiers de 3 à 4 feuilles in-8, avec des dessins lorsqu'il y a lieu.

ANNUAIRE GÉNÉRAL

DES SCIENCES MÉDICALES,

Par le docteur CAVASSE.

Ancien interne des hôpitaux de Paris, médecin-adjoint des prisons de la Seine, etc.

Les deux premiers volumes (années 1857 et 1858) sont en vente.
L'année 1859 (3e volume) est sous presse.

Prix du volume grand in-18 compacte de 400 à 500 pages : 5 fr. (franco.)

ALLARD, médecin-inspecteur des eaux minérales de Royat et de Saint-Mart, professeur suppléant à l'école de médecine de Clermont, etc. De la thérapeutique hydrominérale des maladies constitutionnelles, et en particulier des affections tégumentaires externes. In-8 de 74 pag. Paris, 1860... 2 fr.

AUBÉ (Ch.), docteur en médecine de la Faculté de Paris. De l'accouchement prématuré artificiel. In-4 de 90 pages. Paris, 1859..... 2 fr.

AUBURTIN, docteur en médecine, ancien chef de clinique de la Faculté de médecine de Paris. Recherches cliniques sur les maladies du cœur, d'après les leçons de M. le professeur BOUILLAUD, précédées de considérations de philosophie médicale sur le vitalisme, l'organicisme et la nomenclature médicale, par le professeur BOUILLAUD, membre de l'Académie de médecine, etc. 1 vol. in-8 de 458 pages................ 3 fr. 50 c.

BAUCHET, chirurgien des hôpitaux de Paris. Anatomie pathologique des kystes de l'ovaire et de ses conséquences pour le diagnostic et le traitement de ces affections. Paris, 1859, in-4 de 162 pag. 3 fr. 50 c.

BAUCHET, chirurgien des hôpitaux de Paris. Du panaris et des inflammations de la main. 1859, 1 vol. in-8, 2ᵉ éd., revue et augm. 3 fr. 50 c.

BAUCHET, chirurgien des hôpitaux de Paris, etc. Des lésions traumatiques de l'encéphale. Paris, 1860, in-8 de 200 pages ...... 3 fr.

BAUDOT (Edmond), docteur en médecine. Examen critique de l'incubation appliquée à la thérapeutique. Paris, 1858, grand in-8. 1 fr. 25 c.

BARBASTE. De l'état des forces dans les maladies, et des indications qui s'y rapportent. Paris, 1857, 1 vol. in-8 de 170 pages...... 2 fr.

BAYLE. Encyclopédie des sciences médicales, publiée sous la direction de M. BAYLE. 40 vol. in-8, avec une table générale de la collection. 70 fr.

BAZIN, médecin de l'hôpital Saint-Louis, etc. Leçons sur la scrofule, considérée en elle-même et dans ses rapports avec la syphilis, la dartre et l'arthritis. Paris, 1860, 1 vol. in-8, deuxième édition (*sous presse*).

BAZIN. Leçons théoriques et cliniques sur les affections cutanées parasitaires, professées à l'hôpital Saint-Louis, rédigées et publiées par A. POUQUET, interne des hôpitaux, revues et approuvées par le professeur, Paris, 1858, 1 vol. in-8 orné de 5 planches sur acier.... 5 fr.

BAZIN. Leçons théoriques et cliniques sur les syphilides, considérées en elles-mêmes et dans leurs rapports avec les éruptions dartreuses, scrofuleuses et parasitaires, professées par le docteur BAZIN, recueillies et publiées par Louis FOURNIER, interne de l'hôpital Saint-Louis, revues et approuvées par le professeur. 1859, 1 vol. in-8.............. 4 fr.

BAZIN. Leçons théoriques et cliniques sur les affections cutanées de nature arthritique et dartreuse, considérées en elles-mêmes et dans leurs rapports avec les éruptions scrofuleuses, parasitaires et syphilitiques, professées par le docteur BAZIN, rédigées et publiées par L. SERGENT, interne des hôpitaux, revues et approuvées par le professeur. 1860, 1 vol. in-8 de 390 pages.......................... 5 fr.

BRACHET, professeur de pathologie générale, membre de l'Académie impériale de médecine, chevalier de la Légion d'honneur, etc. **Traité complet de l'hypochondrie.** 1844, 1 vol. in-8 de 739 pages.   3 fr. 50 c.
> Ouvrage couronné par l'Académie de médecine de Paris.

BRACHET. **Traité de l'hystérie.** 1847, 1 vol. in-8 de 516 p. 3 fr. 50 c.
> Ouvrage couronné par l'Académie de médecine de Paris.

BRACHET. **Traité pratique des convulsions dans l'enfance.** 1837, deuxième édition revue et augmentée. 1 vol. in-8 de 460 pag. 3 fr. 50 c.
> Ouvrage couronné par le Cercle médical de Paris.

BRACHET. **Traité pratique de la colique de plomb.** 1850, 1 vol. in-8 de 295 pages...................................... 1 fr. 50 c.
> Ouvrage couronné par l'Académie des sciences de Toulouse.

BRACHET. **Études physiologiques sur la théorie de l'inflammation.** 1851, 1 vol. grand in-8 de 68 pages................. 1 fr. 50 c.

BRACHET. **Physiologie élémentaire de l'homme,** deuxième édition, revue et considérablement augmentée. Paris, 1855, 2 vol in-8.... 5 fr.

BROCA, chirurgien des hôpitaux de Paris, professeur agrégé, etc. **Études sur les animaux ressuscitants.** 1860, in-8 avec figures gravées. 3 fr.

CHARCOT, médecin des hôpitaux de Paris, professeur agrégé, etc. **De la pneumonie chronique.** In-8 de 67 pages et une planche gravée sur acier, 1860.. 2 fr.

CULLERIER, chirurgien de l'hôpital du Midi, etc. **Leçons sur les maladies vénériennes,** professées à l'hôpital du Midi, recueillies et publiées par M. ROYET, interne de l'hôpital du Midi, revues et approuvées par le professeur. 1 vol. in-8 (*sous presse*).

DELERY, Précis historique de la fièvre jaune, épidémie de 1858. 1 vol. in-8 de 160 pages, 1859........................... 2 fr. 50 c

DELEAU. médecin en chef de la Roquette. **Traité pratique sur les applications du perchlorure de fer en médecine.** Paris, 1860, 1 vol. in-8.. 4 fr.

DOLBEAU, prosecteur de la Faculté de médecine de Paris, chirurgien des hôpitaux. **Mémoire sur une variété de tumeur sanguine, ou grenouillette sanguine.** 1857, in-8............................. 1 fr.

DOLBEAU. De l'emphysème traumatique. 1860, in-8........... 2 fr.

DUCHESNE, docteur en médecine, membre du conseil d'hygiène et de salubrité publique de la ville de Paris, etc. **De la prostitution dans la ville d'Alger depuis la conquête.** 1853, 1 vol. in-8......... 2 fr.

DURIAU, chef de clinique de la Faculté de médecine de Paris. **Parallèle du typhus et de la fièvre typhoïde,** 1855, in-8 de 55 pages. 1 fr. 25 c.

DURIAU et Maximin LEGRAND. **De la péliose rhumatismale,** ou érythème noueux rhumatismal, 1858, in-8..... .... 50 c.

DURIAU. Étude clinique sur l'apoplexie de la moelle épinière et sur les paralysies des extrémités inférieures, 1859, grand in-8 de 24 pages... 75 c.

FAUVEL, interne en chirurgie à l'hôpital de la Charité. **La vraie vérité sur M. Vriès, dit le Docteur noir.** 1859, grand in-8 de 64 pages, deuxième édition . . . . 75 c.

FISCHER, interne des hôpitaux de Paris. **De la myosite,** mémoire couronné par la Société impériale de médecine de Bordeaux, 1859, in-8 de 41 pages . . . . 1 fr.

FISCHER. **De l'exophthalmos cachectique,** 1859, in-8 de 48 p. 1 fr. 25 c.

FOUCHER, professeur agrégé à la Faculté de médecine de Paris, chirurgien des hôpitaux. **Mémoire sur les kystes de la région poplitée.** in-8 . . . . 1 fr. 25 c.

FOUCHER. **Études sur les veines du cou et de la tête.** Grand in-8. 1 fr.

FOUCHER. **Des déformations de la pupille,** de leurs diverses causes et de leur valeur symptomatique. In-8 . . . . 75 c.

FOUCHER, chirurgien des hôpitaux de Paris, professeur agrégé à la Faculté de Paris, etc. **Traité de diagnostic des maladies chirurgicales,** 1 vol. in-8 (*sous presse*).

FOURCY (Eugène de), ingénieur en chef du corps des mines. **Vade-mecum des herborisations parisiennes,** conduisant par la méthode dichotomique aux noms d'ordre, de genre et d'espèce de toutes les plantes spontanées ou cultivées en grand dans un rayon de 30 lieues autour de Paris. Paris, 1859, 1 vol. in-18 de 330 pages . . . . 4 fr. 50 c.

FOURNIER (Alfred), interne des hôpitaux de Paris. **Recherches sur la contagion du chancre.** Paris, 1857, in-8 de 110 pages . . . . 2 fr.

FOURNIER. **Études sur le chancre céphalique,** 1858, br. in-8. 1 fr. 25 c.

FOURNIER. **De la contagion syphilitique,** mémoire gr. in-8 de 130 pag. 1860 . . . . 2 fr. 50 c.

FOURNIER. Voy. RICORD, Leçons sur le chancre.

GENDRIN. **Monographie du choléra-morbus épidémique de Paris,** rédigée spécialement sur les observations cliniques de l'auteur à l'Hôtel-Dieu de Paris. 1 vol. in-8 . . . . 5 fr.

GENDRIN. **De l'influence des âges dans les maladies.** 1 vol. in-8 de 108 pages . . . . 1 fr. 50 c.

GENDRIN. **Lettres à M. Ducoux sur les eaux minérales.** Broch . . . 50 c.

GENDRIN. **Mémoire sur le diagnostic des anévrysmes des grosses artères.** In-8 de 70 pages . . . . 1 fr. 25 c.

GIACOMINI. **Traité philosophique et expérimental de matière médicale et de thérapeutique,** traduit de l'italien par les docteurs MAJON et ROGNETTA. 1 vol. in-8 de 502 pages . . . . 6 fr.

GUÉNEAU DE MUSSY (Noël), médecin de l'hôpital de la Pitié, chevalier de la Légion d'honneur, etc. **Causes et traitement de la tuberculisation pulmonaire,** leçons professées à l'Hôtel-Dieu en 1859, recueillies et publiées par le docteur WIELAND, ancien interne des hôpitaux de Paris, revues et approuvées par le professeur. 1860, in-8 . . . . 3 fr.

GUYON (F.), docteur en médecine, aide d'anatomie de la Faculté de médecine de Paris, etc. **Etudes sur les cavités de l'utérus dans l'état de vacuité**, depuis la naissance jusque dans la vieillesse. 1858, in-4 avec 2 planches.. **2 fr.**

GUYON. **Des tumeurs fibreuses de l'utérus**, 1860, in-8 de 139 pages et 1 planche.................................... **2 fr. 50 c.**

HARDY, médecin de l'hôpital Saint-Louis, professeur agrégé à la Faculté de médecine de Paris, etc. **Leçons sur les maladies de la peau, dartres, scrofulides, syphilides**; rédigées et publiées par le docteur MOYSANT, ancien interne des hôpitaux de Paris, revues et approuvées par le professeur. 1860, 1 vol in-8. 2ᵉ édition, revue et corrigée..... **3 fr. 50 c.**

HARDY. **Leçons sur les maladies de la peau, taches, difformités, maladies accidentelles, parasitaires**, rédigées et publiées par M. GARNIER, interne des hôpitaux de Paris, revues et approuvées par le professeur. 1859, 1 vol. in-8. 2ᵉ et dernière partie.. .... **4 fr.**

HUZAR (Eugène). **Recherches sur les bruits de souffle dans les maladies du cœur**, travail présenté à l'Académie. Broc. in-8 de 30 pag., 1860. **75 c.**

JACCOUD, docteur en médecine, interne des hôpitaux de Paris, etc. **Des conditions pathogéniques de l'albuminurie**, 1 vol. grand in-8 de 160 pages. Paris, 1860...................................... **3 fr.**

JODIN, médecin du 9ᵉ bureau de bienfaisance de Paris. **De la nature et du traitement du croup et des angines couenneuses**, étude clinique et microscopique, etc. Paris, 1859, in-8 de 39 pages..... **1 fr. 25 c.**

JORDAO, docteur en médecine. **Considérations sur un cas de diabète.** 1857, in-4 de 86 pages et 2 planches................ **1 fr. 50 c.**

LEFORT, docteur en médecine de la Faculté de Paris, aide d'anatomie à la Faculté de médecine, etc. **Recherches sur l'anatomie du poumon chez l'homme.** 1859, 1 vol. grand in-8 de 130 pag. et 2 planches. **2 fr. 50 c.**

LEGOUEST. **Des congélations observées à Constantinople pendant l'hiver de 1854-1855.** Paris, 1856, mémoire in-8 de 31 pag. **1 fr. 25 c.**

LEGOUEST. **Études sur les amputations partielles du pied et de la partie inférieure de la jambe.** 1856, mémoire in-8 de 54 pages. **1 fr. 50 c.**

LEGRAND, docteur en médecine, chef de clinique de la Faculté de Paris. **Sur la grippe, constitution médicale du 1ᵉʳ trimestre de 1860**, in-8. **75 c.**

MATTEI, docteur en médecine, professeur particulier d'accouchements, **Etudes sur la nature et le traitement des fièvres puerpérales**, des résorptions purulentes et des résorptions putrides. 1858, in-8 de 51 pages.. **1 fr. 25 c.**

MATTEI. **Des ruptures dans le travail de l'accouchement et de leur traitement.** Paris, 1860, in-8 de 92 pages................ **2 50.**

MERCIER, docteur en médecine de la Faculté de Paris, etc. **La fièvre jaune, sa manière d'être à l'égard des étrangers à la Nouvelle-Orléans et dans les campagnes**; quelques mots sur son passé et son avenir en Europe, 1860, broch. in-8......................... **75 c.**

MOITESSIER, professeur agrégé à la Faculté de médecine de Montpellier. **De l'urine, thèse de concours pour l'agrégation.** 1856, in-4.... **2 fr.**

TRAITÉ PRATIQUE
DES MALADIES DE L'UTÉRUS
ET DE SES ANNEXES,
Par le docteur NONAT,

Médecin de la Charité,
agrégé libre de la Faculté de Paris, chevalier de la Légion d'honneur, etc.
1860, 1 fort volume in-8. Prix : 12 fr.
AVEC FIGURES INTERCALÉES DANS LE TEXTE.

NÉLATON (Eugène), prosecteur de la Faculté de médecine de Paris. **Mémoire sur une nouvelle espèce de tumeurs bénignes des os, ou tumeurs à myéloplaxes.** 1 vol. gr. in-8 de 373 pag. et 3 pl. col., 1860. 6 fr. 50 c.

OLLIER, docteur en médecine, ancien interne des hôpitaux de Lyon. **De la production artificielle des os au moyen de la transplantation du périoste et des greffes osseuses.** 1859, in-8 de 20 pages... 75 c.
Mémoire lu à la Société de biologie.

PÉAN, docteur en médecine, ancien interne-lauréat des hôpitaux de Paris, etc. **De la scapulalgie et de la réaction scapulo-humérale,** envisagée au point de vue du traitement de la scapulalgie. Paris, 1860, in-8 de 92 pages et 20 dessins intercalés dans le texte......... 3 fr. 50 c.

PARROT, professeur agrégé à la Faculté de médecine de Paris, etc. **De la mort apparente.** Paris, 1860, in-8 de 80 pages............. 2 fr.

PIORRY, médecin de l'hôpital de la Charité. **Leçons cliniques sur la scrofule,** recueillies par F. Dumiau, chef de clinique de la Faculté. 1857, in-8.. 50 c.

POTAIN, médecin des Hôpitaux de Paris, professeur agrégé à la Faculté de médecine. **Des lésions des ganglions lymphatiques viscéraux.** In-8, 1860, 85 pages...................................... 2 fr.

REGNIER (Raoul), docteur en médecine, ancien interne provisoire des hôpitaux de Paris, etc. **Maladies de croissance,** gr. in-8. 1860. 2 fr.

RICORD, chirurgien de l'hôpital du Midi, membre de l'Académie de médecine, etc. **Leçons sur le chancre,** professées à l'hôpital du Midi, recueillies et publiées par le docteur A. Fournier, ancien interne de l'hôpital du Midi ; suivies de notes et pièces justificatives et d'un formulaire spécial. Deuxième édition, revue et augmentée. Paris, 1860, 1 vol. in-8 de 549 pages..................................... 7 fr.

ROCHARD, médecin-adjoint de la prison des Madelonnettes, etc. **Traité des maladies de la peau.** Paris, 1860, 1 vol. in-8.............. 6 fr.

ÉTUDES MÉDICALES SUR L'ANCIENNE ROME,

Les Bains publics de Rome, les Magiciennes, les Philtres, etc. L'Avortement, les Eunuques, l'Infibulation, la Cosmétique, les Parfums, etc.

Par M. le docteur Jules ROUYER.
1859, 1 volume in-8. Prix : 3 fr. 50 c.

ROUYER (Jules). **Des vices de conformation du bassin.** Leçons et observations recueillies à la clinique d'accouchements de M. le professeur Paul Dubois, 1855, in-8 de 50 pages................. 1 fr. 25 c.

ROUYER. Des tumeurs de la région palatine formées par l'hypertrophie des glandules salivaires. In-8 de 24 pages................. 1 fr.

ROUYER. Du traitement des kystes de l'ovaire par les injections iodées. In-8... , ... 1 fr.

ROUYER. Étude clinique sur les fongosités de la muqueuse utérine et sur leur traitement par l'abrasion et la cautérisation. 1858, broch. in-4 de 50 pages................. 1 fr. 50 c.

SCHEVING, docteur en médecine de la Faculté de Paris, ex-médecin en chef des hôpitaux de Phalzbourg et de Montmédy. **Considérations médico-chirurgicales sur la tumeur blanche.** Examen pathologique, clinique et critique de la tumeur blanche, envisagée particulièrement au point de vue de la pathologie et de la thérapeutique médicales. 1858, in-8 de 160 pages........................... 2 fr. 50 c.

SIREDEY, docteur en médecine, ancien interne des hôpitaux de Paris, etc. **De la fréquence des altérations des annexes de l'utérus dans les affections dites utérines.** 1860, in-4 de 96 pages.... 2 fr. 50 c.

STAHL. OEuvres médico-chirurgicales, traduites par les docteurs Blondin, Boyer et Tissot. Montpellier, 1859 et 1860. L'ouvrage formera 8 vol. in-8. Les tomes II et III sont en vente. Prix des deux avec un supplément........................... 19 fr.

SYDENHAM. OEuvres de médecine pratique, traduites en français sur la dernière édition anglaise par Jault, et revues par Baumes. 2 gros vol. in 8. Montpellier, 1816................. 4 fr. 50 c.

TÉMOIN, docteur en médecine, ancien interne de la Maternité, etc. **La Maternité de Paris pendant l'année** 1859, in-4 de 96 pages, 1860.
2 fr. 50 c.

THIERRY (Alex.), docteur en médecine de la Faculté de Paris, membre du Conseil général. **De la torsion des artères.** 1829, in-8 de 22 pages et une planche........................... 1 fr.

THIERRY (Alex.). **Sur l'enseignement et les exercices gymnastiques.** 1848. In-8 de 15 pages................. 50 c.

THOLOZAN, professeur agrégé à l'École impériale du Val-de-Grâce. **Des métastases.** 1857, 1 vol. in-8 de 124 pages.............. 2 fr.

THOLOZAN. Hématologie (de l'état actuel des connaissances acquises en). 1853, 1 vol. in-4 de 112 pages................. 2 fr. 50 c.

TISSOT (œuvres). Édition du professeur Hallé. 1 vol. in-8 à 2 colonnes de 696 pages................. 1 fr. 25 c.

TRÉLAT, professeur agrégé à la Faculté de médecine de Paris. **De la nécrose causée par le phosphore.** 1857, 1 vol. in-8 de 120 pages. 2 fr. 50 c.

TRÉLAT. Des fractures de l'extrémité inférieure du fémur. 1854, in-4 de 76 pages................. 3 fr. 50 c.

VAQUEZ, docteur en chirurgie de la Faculté de médecine de Paris. **Chirurgie conservatrice du pied,** Mémoire sur l'amputation de M. le professeur Malgaigne (désarticulation astragalo-calcanéenne, ou amputation sous-astragalienne des auteurs); quelques mots sur l'extirpation du calcanéum (opération de Monteggia). Paris, 1859, 1 vol. in-4 de 179 pages, 2 planches lithographiées et 5 figures dans le texte....... 3 fr. 50 c.

VIRCHOW (Rodolphe), professeur d'anatomie pathologique à la Faculté de médecine de Berlin, membre correspondant de l'Institut de France. **La syphilis constitutionnelle.** Traduit de l'allemand par le docteur Paul Picard, revu, corrigé et considérablement augmenté par le professeur. 1860, 1 vol. in-8, avec figures dans le texte. . . . .   4 fr.

VULPIAN, médecin des hôpitaux de Paris, professeur agrégé à la Faculté de médecine, etc. **Des pneumonies secondaires.** 1860, in-8 de 94 pages.
2 fr.

ZIMMERMANN. **Traité de l'expérience en général, et en particulier dans l'art de guérir.** Nouvelle édition, augmentée de notes par Lefebvre de V... 3 vol. in-8, Montpellier, 1818. . . . .   3 fr. 75 c.

Quelques exemplaires des ouvrages suivants :

BOURGERY. **Traité complet de l'anatomie de l'homme,** comprenant la médecine opératoire, dessiné d'après nature par Jacob. 1830 à 1855. 8 vol. in-folio, demi-reliure chagrin, fig. noires. . . . .   600 fr.
— Le même ouvrage, 8 vol. in-fol., demi-reliure bas., fig. col..   1000 fr.
— Le même, relié en 14 vol., demi-reliure, fig col. . . . .   1050 fr.
— Le même, en feuilles, fig. col . . . .   1000 fr.

BOYER. **Traité des maladies chirurgicales.** 4e édit., 11 vol...   50 fr.
— Le même, demi-rel. ch. . . . .   70 fr.

DELPECH. **De l'orthopédie par rapport à l'espèce humaine.** Paris, 1828, 2 vol in-8 et atlas in-fol. de 78 planches. . . . .   25 fr.
— **Chirurgie clinique de Montpellier.** 1823 à 1828. 2 vol. in-4, fig.   25 fr.

DEMOURS. **Traité des maladies des yeux,** avec planches coloriées d'après nature. 3 vol. in-8 et 1 vol. in-4 de planches. . . . .   25 fr.

Dictionnaire des **sciences médicales.** 60 vol. . . . .   60 fr.
— Le même, demi-reliure bas. . . . .   100 fr.

MALGAIGNE, professeur de médecine opératoire à la Faculté de médecine de Paris, chirurgien des hôpitaux, etc. **Journal de chirurgie et Revue médico-chirurgicale de Paris.** Ces deux collections importantes, publiées par M. Malgaigne, forment 22 volumes grand in-8 (*Journal de chirurgie,* 1843-1846, 4 vol., et *Revue médico-chirurgicale,* 1847 à 1855). Ces deux journaux réunis contiennent un grand nombre de mémoires originaux très importants et des articles critiques fort estimés. Prix de la collection complète, 22 vol . . . .   50 fr.

RICORD. **Clinique iconographique de l'hôpital des Vénériens,** recueil d'observations suivies de considérations pratiques sur les maladies qui ont été traitées dans cet hôpital. 1 vol. grand in-4, avec 66 planches coloriées et portrait de l'auteur, relié en demi-chagrin. . . . . .   130 fr.

Paris. — Imprimerie de L. Martinet, rue Mignon, 2.